生殖健康咨询系列丛书

避孕节育知情选择

主　编　刘　庆

编　者　（以姓氏笔画为序）

刘　庆　张春红　张雅萍

周湘仁　胡永平　赵晓梅

插　图　裘　萍

北京大学医学出版社

BI YUN JIE YU
ZHI QING XUAN ZE

图书在版编目（CIP）数据

避孕节育知情选择/刘庆主编. —北京：北京大学医学出版社，2004.12

（生殖健康咨询系列丛书）

ISBN 7-81071-709-X

Ⅰ. 避... Ⅱ. 刘... Ⅲ. ①避孕-基本知识 ②节制生育-基本知识 Ⅳ.R169.4

中国版本图书馆 CIP 数据核字（2004）第 110363 号

避孕节育知情选择

主　　编：刘　庆
出版发行：北京大学医学出版社（电话：010-82802230）
地　　址：（100083）北京市海淀区学院路 38 号　北京大学医学部院内
网　　址：http：//www.pumpress.com.cn
E-mail：booksale@bjmu.edu.cn
印　　刷：北京地泰德印刷有限公司
经　　销：新华书店
责任编辑：朱文玉　王凤廷　　**责任校对**：周励　　**责任印制**：郭桂兰
开　　本：850mm×1168mm 1/32　　**印张**：9.625　　**字数**：182 千字
版　　次：2005 年 1 月第 1 版　2005 年 1 月第 1 次印刷
书　　号：ISBN 7-81071-709-X/R·709
定　　价：18.50 元

《生殖健康咨询系列丛书》
编委会名单

总主编 沈　和

副主编 张世琨　陈振文

编　委 （以姓氏笔画为序）

王幼劭　卢文红　刘　庆

沈　和　陈振文　姚康寿

贾孟春　耿琳琳　黄　俊

嵇小迎

序　一

1994年国际人口发展大会上提出“生殖健康”理念至今已有10个年头。生殖健康理念的提出是人们对健康和计划生育认识进步的产物，它是指与生殖系统功能和过程有关的一种身体、精神和社会方面的健康状态，强调人们有权获知并能获取他们所选择的安全、有效、可接受的计划生育方法和适当的保健服务。随着人口和计划生育工作的不断深入以及广大人民群众自我保健意识的增强，这个理念在渐入人心的同时也成为国际上判断国家综合发展水平的重要人文指标之一。

实现全面建设小康社会目标需要一个良好的人口环境做保障，对这一点全社会已达成共识。当前在人口发展方面出现的出生缺陷发生率较高、老龄化进程加快，艾滋病呈现蔓延趋势以及青少年性教育缺失等问题，归结到一点都是人口安全和健康问题。这需要全社会更加关注生殖健康，更需要普及生殖健康知识和为群众提供优质的生殖健康服务。

积极推进实施避孕节育优质服务，出生缺陷干预和生殖道感染干预生殖健康计划，传播普及生殖健康知识，提供生殖健康服务不仅是广大人民群众的需要，也是新时期人口和计划生育工作者的重要使命。基于此，国家人口计生委科研所等有关专家编写了这套《生殖健康咨询》丛书。旨在讲解和介绍避孕节育、优生优育、围产保健、性病/艾滋病防治等生殖健康领域的知识和方法。丛书取材严谨，体例新颖，图文并茂，具有很强的趣味性和可读性，全书贯穿以人为本思想，群众从阅读中可以增强自我保健意识，提高自我保健能力，特别是对育龄妇女更好地了解避孕节育知识和方法，做到知情选择很有帮助；此外，这套丛书还在很大程度上可以帮助计划生育技术服务人员掌握最新的生殖健康知识、技术进展和交流咨询技巧，尊重群众的权利和选择，更有效地提高咨询服务水平。

相信广大读者会从中受益。为此序。

国家人口和计划生育委员会主任

张维庆

二〇〇四年元月

序　二

十年前，世界卫生组织所界定的生殖健康定义在开罗召开的世界人口发展大会上通过，并被国际社会所认同。全球卫生战略，在完成“2000 年人人享有健康”的第一个目标后，摆在我们面前的是，“2015 年人人享有初级生殖保健”的第二个奋斗目标。生殖健康包括生育调节、母亲安全及婴儿健康、生殖系统疾病防治、性健康及性传播疾病防治、不育、优生及围绝经期保健等方面的内容。目前生殖健康的内涵更加扩展，已经突破单纯生物学的观点，并促进以人为本、全面、协调和可持续的发展。

计划生育与生殖健康的关系十分密切，控制人口数量、提高人口质量，促进人口与环境、社会协调发展，只有拓宽计划生育服务内容，提供计划生育优质服务才能更有利于提高人们的生殖健康水平。一个十分重要的途径，就是加强生殖健康的教育，促进科学知识的普及、提高人们的自我保健意识。为了提高基层计划生育服务人员的生殖健康知识水平，推动科技知识的普及，我们编写了这套“生殖健康咨询”系列丛书。该书的主要内容涉及性发育、成熟与青少年青春期性教育；避孕方法知情选择、妊娠、围产期保健；不育与辅助生育；遗传疾病防治；生殖系统疾病与性传播疾病防治；围绝经期保健和男性常见疾病防治等。每部分内容独立成册，相互之间又有联系，互相补充。每一问答配有图画，使文字增添了趣味。全套丛书分为八册，约80万字，图画约600多幅。

该书在编纂过程中，取材立足于国内，并引入国际上最新的理论知识和最新的技术成果；问答力求科学、重点突出、深入浅出、通俗易懂、实用趣味。本书可作为开展生殖健康知识普及的参考使用，也可对广大群众普及科学知识使用。

该书的编写与出版在国家计生委、国家计生委科研所有关单位和人员积极帮助下，经过全体编者的艰苦努力完成的。特别是国家人口和计生委主任张维庆百忙之中为本书作序。北京大学医学部、首都医科大学、国家人口和计生委科研所的一些专家、学者给予了大力支持和帮助，为本书的编写和出版做出了贡献，为此，我们深表敬意和感谢。

由于该书历时两年，资料收集工作费时、费力，利用业余时间完成文字和图画，书中难免存在不足，恳请广大读者予以指正。希望本套丛书能为普及生殖健康知识、提高全民生殖健康水平起到积极推动作用，我们将受到莫大欣慰。

国家人口计生委科研所

沈　和

二〇〇三年十二月

前　言

自从 1994 年国际人口与发展大会提出生殖健康的概念以来，人人享有生殖健康已经成为全球共同的目标。在此背景下，《生殖健康咨询系列丛书》的出版无疑有着十分特殊的意义。安全、有效的节育技术和优质的计划生育服务是生殖健康的重要基石。作为丛书之一的《避孕节育知情选择》，面向读者、面向大众，提供各种避孕节育技术实施前后的咨询指导，帮助广大育龄群众选择合适的避孕方法，以保证避孕效果，预防不良反应的发生，提高生殖健康水平。本书以问答的形式编写，注重科学性、实用性及可操作性，内容涉及避孕节育相关的基础知识、避孕原理、口服避孕药、避孕针、皮下埋植剂、紧急避孕、宫内节育器、屏障避孕法、自然避孕法、哺乳闭经避孕法、男女性绝育术、避孕失败的补救措施等。在编写过程中，我们力求将国内国外避孕节育技术的最新进展与信息，以及本领域科学家、临床医生的经验完整科学地介绍给大家，但是由于作者水平有限，书中难免有不妥及遗漏之处，还望同道给予指正。

编　者

2003 年 12 月

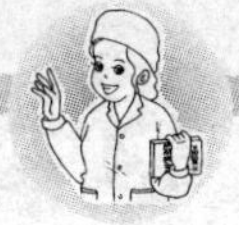

目 录

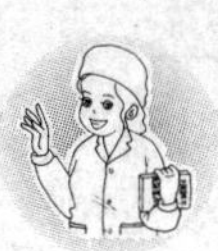

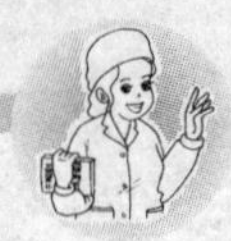

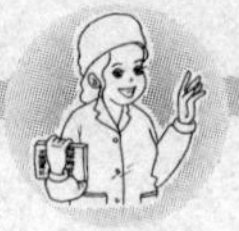

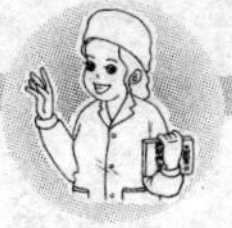

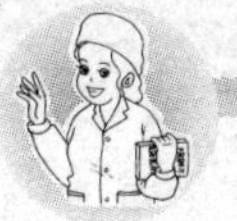

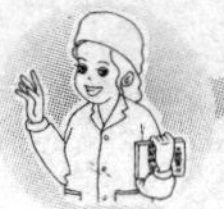

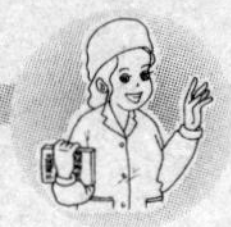

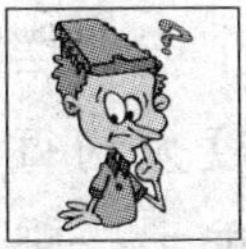

1. 精子是什么样的？它是如何产生的？

精子是男性生殖功能的基础。通常肉眼是看不见精子的，显微镜下精子形如蝌蚪，长约60μm，分头、颈、体和尾四个部分，其中头部较大，长约4.6μm，宽2.6μm，厚1.5μm；颈与体合起来与头部一样长；此外，精子还长着长长的尾巴，是头部长度的10倍。精子的头部有顶体及细胞核，顶体覆盖细胞核前2/3，里面有一种酶叫顶体酶，是受精时突破卵子“外壳”放射冠与透明带的物质。在头部细胞核里有染色体，是携带父亲遗传基因的物质。颈部与体部主要是细胞质成分，是维持精子生命和为精子活动提供能量的部位。精子的长长的尾部，又叫鞭毛，由一些蛋白质构

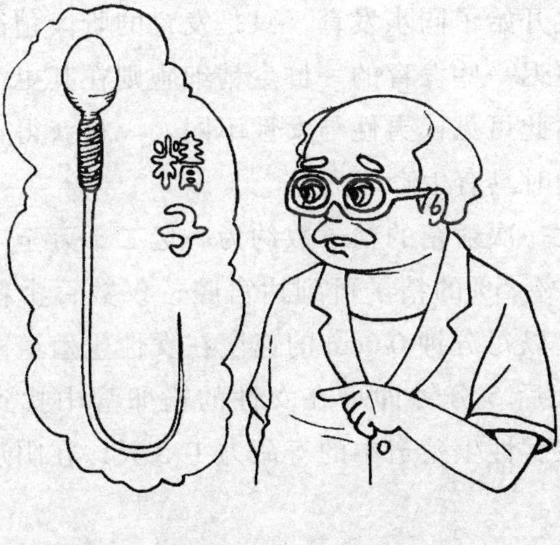

成，这些蛋白质纤维收缩时可使精子尾部向各个方向摆动，随即出现精子运动。一般精子前向运动速度大约每秒 50~60μm，生育力较强的精子还具有爬高的能力，爬高可达 5cm 高度。

那么精子是如何产生，又是如何演变的呢？男性的生殖器官睾丸是精子的发生地，成年男性两只睾丸重约 30~40g，每克睾丸组织一天约产生一千万个精子，因此，每天产生的精子数可达上亿个。精子的形成需要经过一系列男性生殖细胞的演变过程，即从未分化的干细胞或精原细胞开始，经过多次有丝分裂并长大成为精母细胞，后减数分裂成为精子细胞，最后形成精子。人类从精原细胞发生成为精子的整个时期约为 74 日左右，称之为一个生精周期。精子的发生与卵子不同，它是一个连续的动态过程，几乎每时每刻都有精子的产生，当一群生精细胞同步地发育为精子前，另一群生精细胞在其下层也开始了同步发育，只是发育的阶段稍微落后了一些，更迟一些发育的一群生精细胞则在其更深层同步发育，由此可见，男性与女性不同，一旦获得正常的性功能，随时具有生育能力。

男性一次射精的精子数约为一亿二千万至三亿，射精后约 1%~5%的精子可到达宫腔，仅数百个精子到达输卵管，以每分钟 0.6cm 的速度在女性生殖道内上行游走，性交后 5 分钟即可在女性的输卵管中找到活动精子，其在女性生殖道中的寿命为 1~3 天，在阴道内不超过 8 小时。

2.卵子是什么样的？它是如何产生的？

卵子是女性生殖功能的基础。从结构上看，卵巢成熟卵泡内的排出的卵子约 200 微米大小，它被许多颗粒细胞包围，这些颗粒细胞呈放射状排列在卵细胞的最外层，故又称放射冠，其向内依次为透明带、卵黄膜外腔、卵黄膜。卵子是女性生殖器官卵巢产生的，女性出生时两侧卵巢分别有 10~50 万个初级卵泡，其周围有一层原始卵泡细胞也称颗粒细胞，其外有一层基膜。这些始基卵泡在妇女的一生中每时每刻成批生长，但 99%以上都在开始发育后不久，相继衰萎退化变成闭锁卵泡，在生育期内仅数百个卵泡完全发育成熟，排出成熟卵子。在生育期内一般一月左右有一个长到直径 18~25mm 的成熟卵泡，在月经周期的中期，即

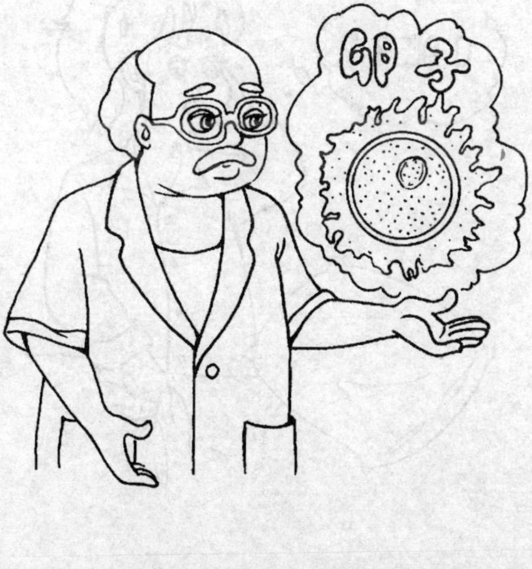

下次月经的前十四天左右排卵，卵子由两侧卵巢交替排出或由一侧连续排出。排卵后的卵可存活 15~24 小时，在存活期间一旦与精子结合，即创造一个新的生命，如未与精子结合，卵子则变性崩解失去受精能力。

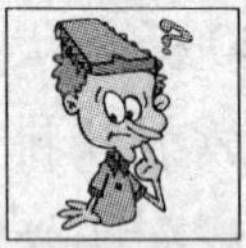

3.什么是月经？为什么女性会有月经？

月经是指有规律的、周期性的子宫出血，是女性性功能成熟的重要标记。生育期的妇女卵泡发育过程中，出现激素水平周期性的变化，子宫内膜随之增生而后脱落出血产生月经，一般月经持续流血的天数为 3~7 天，一次月经的出血量为 30~50ml。第一次的月经称初潮。初潮的年龄依营养等因素的不同，多在 11~18 岁之间，随着生活水平的提高，初潮年龄提前。

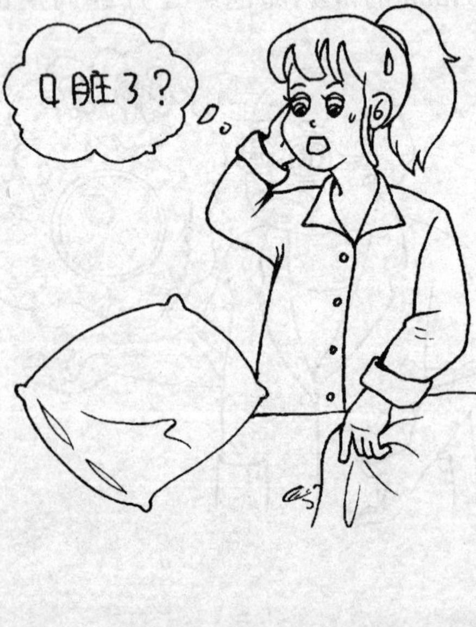

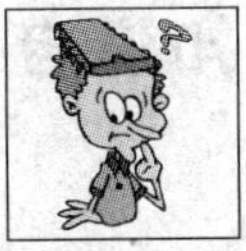

4. 如何根据月经周期计算排卵期？

月经周期是指两次月经间隔的天数，一般为 28~30 天，提前或延后 7 天仍属正常。当卵巢中的卵泡完全发育成熟后，成熟的卵子及其附属物透明带及放射冠，突破卵巢的包膜排出，称之排卵。卵子从卵巢排出约 8~10 分钟。排卵一般发生在下次月经前的 14 天，如月经周期为 28 天，排卵期则在月经周期的中间，即月经周期的第 14 天左右（从月经来潮的第一天数）；如月经周期为 35 天，排卵期则在月经周期的第 21 天。每个育龄妇女学会计算自己的排卵期，对于避孕，尤其是使用自然避孕法避孕可以取得良好的效果。

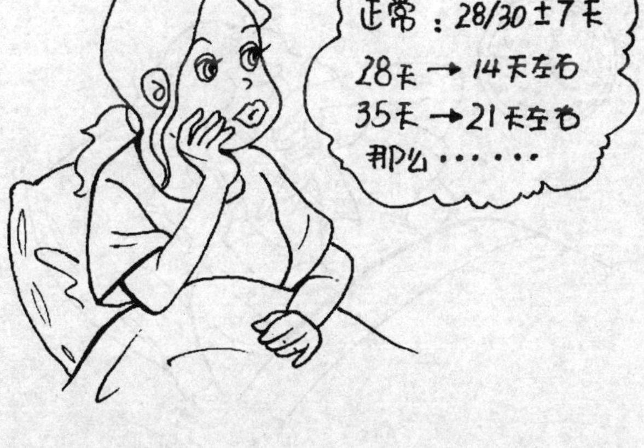
正常：28/30±7天
28天→14天左右
35天→21天左右
那么……

5. 我们还可以通过哪些途径知道自己的排卵期？

如果你的月经周期不规则，仅仅根据计算月经周期的天数（日历法）预测排卵期是不够的。我们还可以通过排卵期带给我们自身的一些变化，如月经周期中宫颈粘液的变化、排卵时伴随的症状、排卵前后基础体温的变化及 B 超监测排卵等方法找到排卵期。

6.如何通过测量基础体温预测排卵？

测量基础体温预测排卵是利用了妇女排卵后卵巢黄体形成，分泌孕激素，孕激素的致热作用使基础体温升高的原理，当体温由低升高后（升高

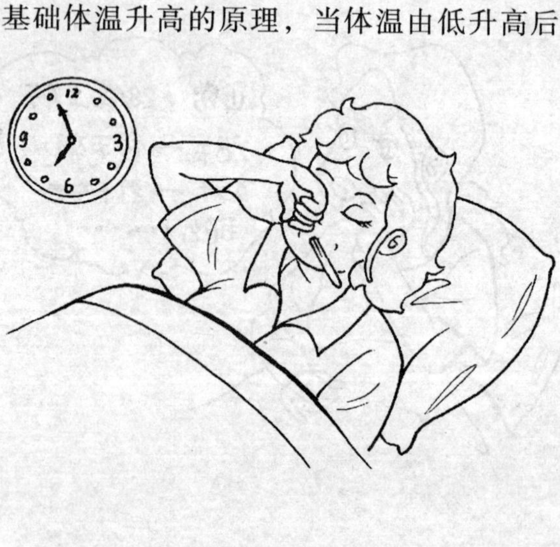

0.3℃以上)，体温记录表上显示双相曲线，一般表示排卵已经完成。测量基础体温的方法是每日睡醒（睡眠最好不低于8小时）后不讲话、不活动、不起床，立即测量口腔体温3分钟以上，如果上夜班也可在白天睡醒时测量，每日将测得的体温记录在体温记录表上，以观察体温曲线的变化。连续测量三个月的基础体温后，多可以找出自己的排卵期。

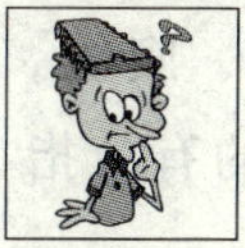

7. 如何通过观察宫颈粘液的变化预测排卵?

宫颈粘液是由宫颈管内膜分泌粘液的上皮细胞产生的，宫颈粘液的性状可以随女性体内卵巢激素水平的波动而改变，由此可以判断出月经周期中的各个时期，并找到排卵期。月经干净后，卵巢

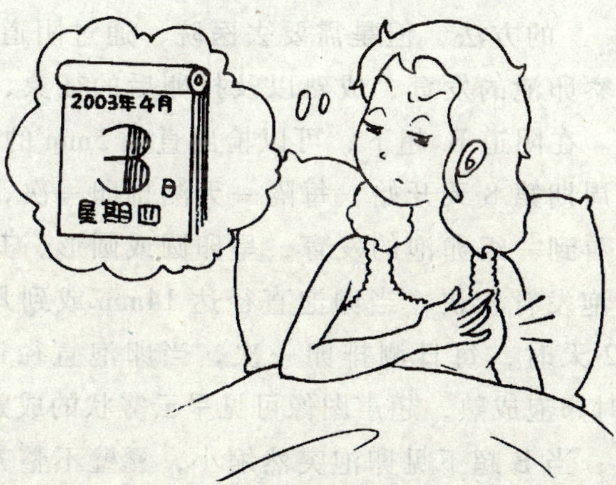

产生的雌激素水平较低，宫颈管下段细胞产生的粘稠粘液，如塞子样存在于宫颈管内，不流出体外，外阴部干燥，感觉不到粘液的潮湿，此时为排卵前期，如发生性生活不易受孕；随着雌激素水平的增高，宫颈管中段的细胞分泌粘稠的分泌物，妇女可以感到外阴部有湿润感，当雌激素水平进一步增加，宫颈管上段细胞开始分泌稀薄、透明、有弹性的粘液，当粘液的拉丝度长达6~10cm时，表示接近排卵或开始排卵。此外，有些妇女在排卵过程中可以出现明显的腹痛（一侧）、腹胀，乳房胀痛、水肿等症状，这些都是观察排卵期的有效指标。

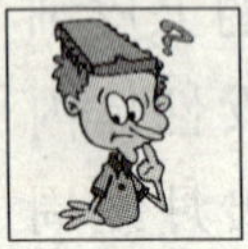

8. 如何通过B超预测排卵？

B超监测排卵法是一种最为直接的观察排卵的方法，但是需要去医院，通过阴道B超动态观察卵泡的发育、成熟以及排卵后的征象，以判断排卵。在阴道B超下，可以检出直径5mm的卵泡。自月经周期第8天开始，每隔一天测排卵一次，开始时可以看到一组卵泡的发育，呈卵圆或圆形，其中有一个卵泡发育较快，当卵泡直径达14mm或到月经周期第12天时，每日测排卵一次，当卵泡直径达18~25mm时卵泡成熟，超声图像可见呈云雾状的成熟卵泡的卵丘；当B超下见卵泡突然缩小，囊壁不整齐，卵

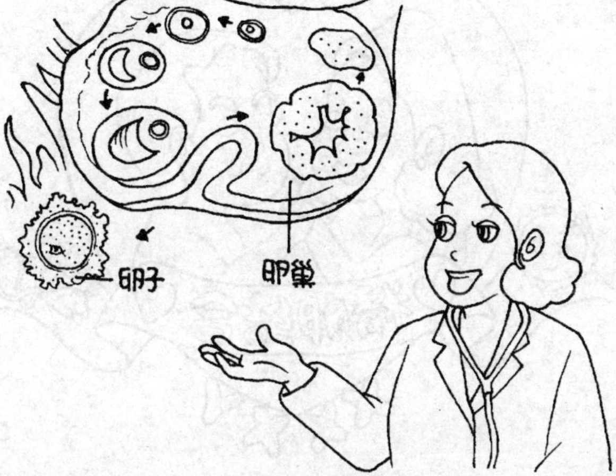

泡区出现低回声，子宫内膜肥厚，呈分泌期图像时，提示排卵。

9. 精卵是如何相遇又是怎样结合的？

一般来说，生殖功能正常的女性每月排卵一次，左右卵巢交替进行或由一侧连续排出，当卵子排出卵巢后，输卵管的伞端将排出的卵子从卵巢表面捡拾运送到输卵管的漏斗部，经过输卵管的蠕动，在几分钟内到达输卵管的壶腹部，并在此停留一天，如果此时（即排卵期）发生了同房，男性的精液射入女性的阴道，精液中的精子在女性的生殖道内向上游走，进入输卵管，与等待在那里的卵子相遇，并进入卵细胞内

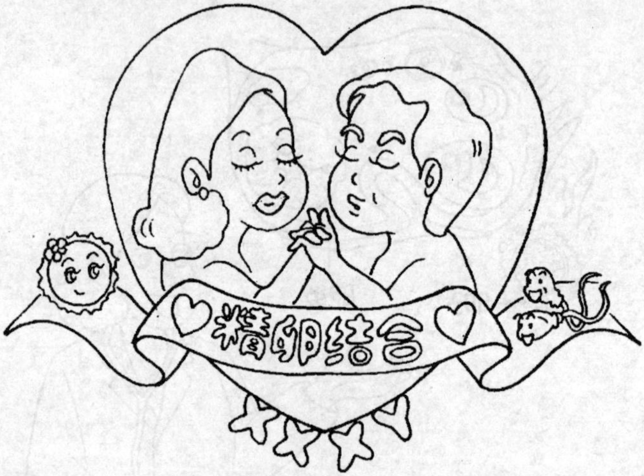

形成受精卵。受精卵从输卵管液中吸取部分营养和氧气后，开始分裂发育成桑椹胚，桑椹胚在输卵管内运行大约 3~4 天，通过输卵管峡部进入子宫腔，在子宫腔内游离 2~3 天，形成胚泡，植入子宫内膜，这便是怀孕了。精卵结合——受精，意味着新生命的开始，受精卵大约经过 280 天的孕育，诞生一个新的生命。

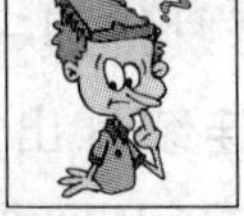

10. 需要具备哪些基本条件才能够受孕？

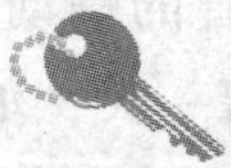

妊娠是一个复杂的生理过程，必须满足几个基本条件才能够实现妊娠的目的。其一，必须有优质的种子，即女性的卵巢排出正常的卵子，男性的精液中必须含有足量的具有正常活动能力的精子；其二，必须有通畅的道路，即女性的输卵管及男性的输精

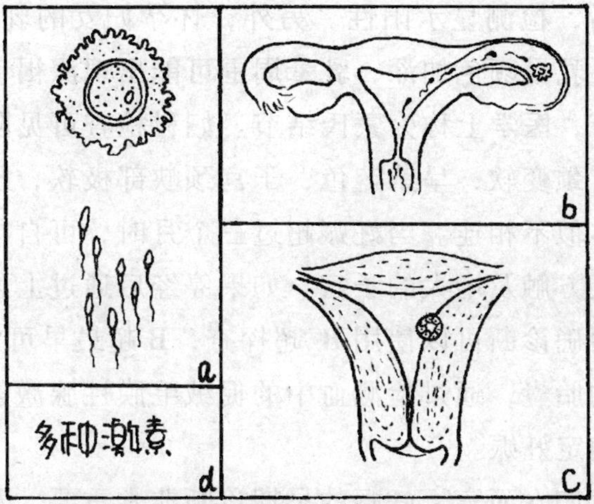

管道畅通，使排出的精子和卵子能够在输卵管的壶腹部顺利相遇；其三，必须有合适的土壤，即发育良好的子宫内膜，适合孕卵的着床与发育。除此之外，受孕还要得到多种激素的支持。在上述条件中，只要有一个环节不正常，就不能怀孕。很多避孕方法就是通过干扰这一过程的某一环节达到避孕目的的。

11. 如何知道自己怀孕了？怀孕后有哪些表现？

对于一个月经周期正常有性生活的生育期妇女来说，突然停经是妊娠的第一个信号，如果在停经 6 周左右又出现了恶心、呕吐、食欲减退、嗜酸、尿频等症状，就可能是怀孕了。为了确诊，最简单的方法是去医院或自行购买尿妊娠试剂查孕，如果是怀孕的话，检测显示阳性。另外，怀孕妇女的乳房胀大，乳头、乳晕颜色加深，乳晕周围可能出现深褐色突起的小结节，医学上称为蒙氏结节。妇科检查可见阴道粘膜与子宫颈变软，呈紫蓝色，子宫颈峡部极软，子宫颈与子宫体似不相连。当妊娠超过三个月时，可自行在耻骨联合上方触及增大的子宫。如果停经后通过上述方法仍不能明确诊断可以使用B 超探查，B超最早可发现孕5周时的胎囊，通过检测血中的促绒毛膜性腺激素的方法也能确定妊娠。

就妇女而言，妊娠的早期诊断非常重要，及早确诊有利于妇女的身心健康和胎儿的正常发育。对于希望继续怀孕的妇女应尽早开始孕期保健，使胎儿在最易受到损害的阶段内能安全健康成长；对于希望终止妊娠的妇女可及早选择合适的方法终止妊娠，最大限度地减少妊娠给妇女带来的生理及心理上的伤害。

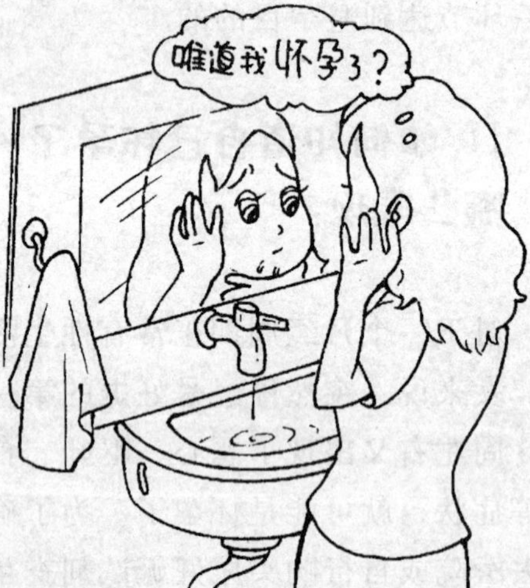

12. 卵巢除产生卵子外，还产生哪些性激素？

卵子是由卵巢中的卵泡发育成熟而排出的，卵泡除产生卵子，卵泡壁的细胞还具有内分泌功能。在卵泡发育过程中，卵巢能合成性激素包括雌激素、孕激素及少量的雄激素。排卵前卵泡产生雌激素，排卵后形成黄体，主要分泌孕激素；雄激素是卵巢合成雌激素过程中的中间产物。

13. 雌激素有哪些生理功能？

女性的雌激素与孕激素有着不同的生理功能。雌激素能促进卵泡和子宫的发育，增进子宫的血液运行，增强子宫收缩力；促使子宫内膜增

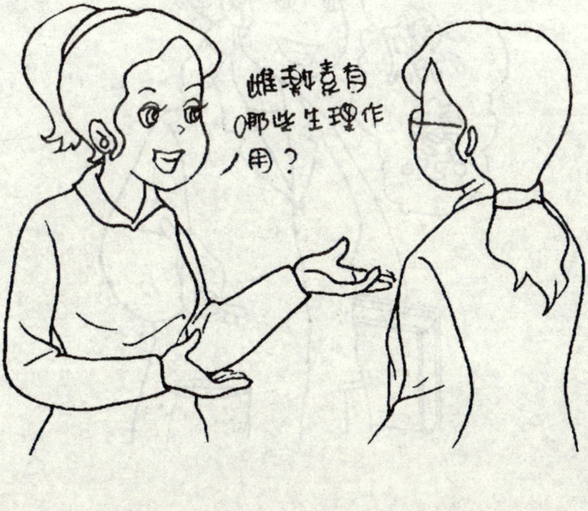

生；促使宫颈的腺上皮细胞增生，粘液的分泌量增加，拉丝度增长；促进输卵管发育，加强节律性收缩的振幅；能使阴道上皮细胞增生、成熟；在雌激素的作用下，乳腺细胞增生，促进乳腺的发育；在青春期决定女性脂肪的分布，形成女性体态；促进骨钙沉积；在新陈代谢方面，能促进水钠潴留。

14. 孕激素有哪些生理功能？

孕激素能抑制子宫肌的自发性收缩，使子宫松弛，保护孕卵的种植过程及其以后的生长发育；使增生期子宫内膜转化为分泌期子宫内膜；使宫颈粘液减少、变稠，不易于精子通过；孕激素具有轻度

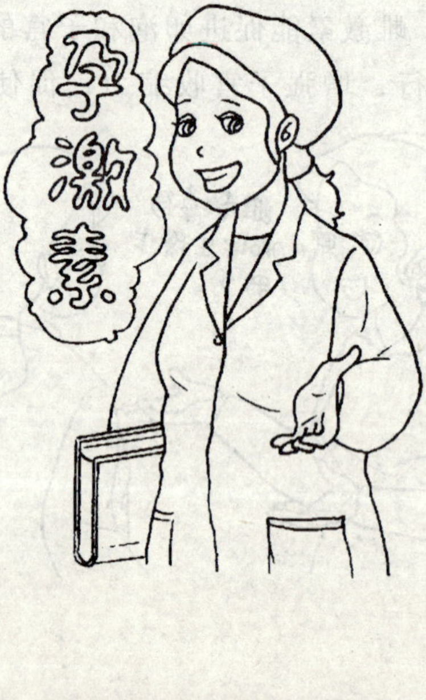

促进阴道上皮增生的作用，并能使上皮细胞脱落加快；与雌激素及催乳素协同作用使乳腺细胞及乳腺小叶增生发育；孕激素能使正常妇女体温轻度升高。

15. 睾丸除产生精子外，还产生什么性激素？

睾丸除产生精子外，睾丸的间质细胞还分泌男性最主要的雄激素睾酮。睾丸每日分泌 7mg 睾酮，平均每毫升血液中含有睾酮 0.6μg。雄激素具有广泛的生理效用，在对男性生殖系统作用方面表现为影响胎儿的性分化、促进男性生殖器官的发育和成熟、影响精子的发生和成熟，维持男性的第二性征、性功能及生精作用，调节下丘脑和垂体分泌促性腺激素。另外，雄激素还可以促进蛋白质的合成，增强机体免疫力，促进红细胞生成及骨骼的生长发育。

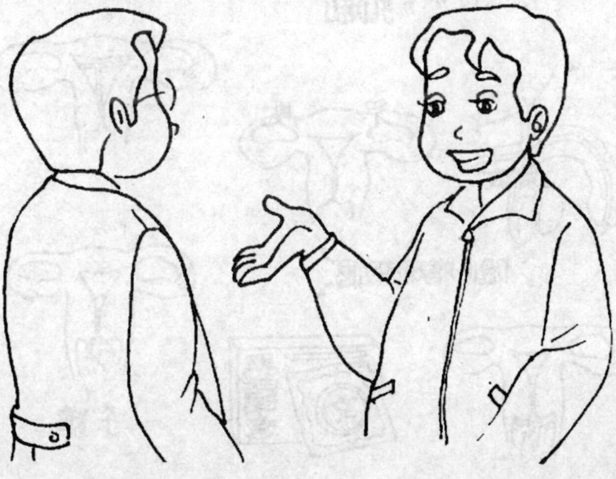

16. 如果不想生育，通过哪些途径可以达到避孕的目的？

排卵、受精和着床是妊娠的三个重要环节，如果不想妊娠，使用药物或机械的方法干扰其中的任何一个环节，都可能防止妊娠。目前，用于避孕的方法和途径有：

（1）抑制排卵：口服避孕药、避孕针、皮下埋植避孕剂、释放激素的阴道环、透皮避孕贴剂等缓释避孕系统及哺乳等均可通过影响下丘脑–垂体–卵巢轴抑制排卵，达到避孕的目的。

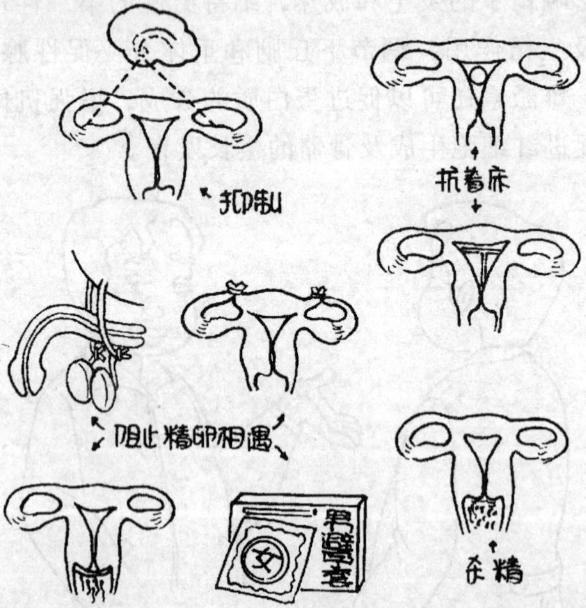

（2）阻止精卵相遇：输精管、输卵管阻断使精子和卵子不能排出；阴道隔膜、男女性避孕套、体外排精都可阻止精子进入宫腔；自然避孕法可使精子与卵子不能在排卵期相遇。这些方法都是通过阻止精卵相遇达到避孕的目的。

（3）抗着床：口服避孕药中的孕激素及宫内节育器，都是通过改变宫腔内环境，使受精卵不能着床达到避孕目的。

（4）杀精子或使精子失活：利用杀精剂（如膜、栓、阴道片、胶冻等）杀死排入阴道中的精子或使精子失活。

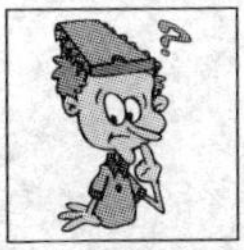

17. 激素类避孕药是如何发展起来的？

激素类避孕药的发明经历了漫长而曲折的过程。20 世纪 30 年代末，美国的化学家马克斯教授从薯蓣根中分离出纯的薯蓣皂苷并合成了黄体酮，同时利用生物学的方法证实了纯化的孕酮可以抑制家兔的排卵，另外的科学家也证实了孕酮也可以抑制其他科属动物的排卵。1945 年古巴的化学家罗森在资源丰富的剑麻中也发现了薯蓣皂苷，使这种合成的孕激素的价格降低，但由于不能口服，必须每天注射，未能普遍推广；50 年代初期科学家合成了有口服活性，且效力比孕酮更强的炔诺酮及异炔诺酮，后经美国著名生物学家平卡斯及张明觉的共同努力，通过对300多种甾体避孕药进行试验，证实炔诺酮及异炔诺酮是两种活性相当强的排卵抑制剂，并且在波多黎各进行了临床试验，结果表明，这些化合物不仅能用于调节月经周期而且还能用于避孕，这一发现被医学界誉为“20世纪最重要的发明”。1957年口服避孕药开始在临床上应用，开始使用的是纯孕激素制剂，发现突破性出血发生率高，为控制突破性出血加入了雌激素化合物，结果提高了避孕效果。我国于1963年研制成功炔诺酮等四种口服避孕药，并在世界上首创低剂量片，是国际片剂量的1/4，降低了口服避孕药的副反应。目前甾体避孕药正向多种给药途径及低剂量缓释等方向发展。

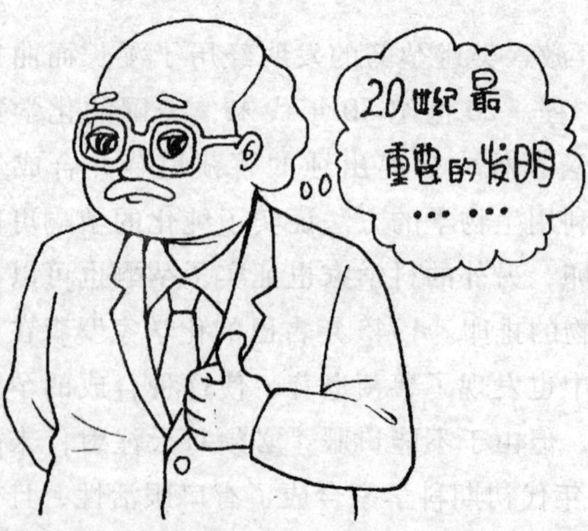

18. 甾体激素的避孕机制是什么？

激素避孕药具有很强的抗生育作用。主要作用于下丘脑–垂体–性腺轴系以及性激素的靶器官，如子宫内膜，宫颈粘液等诸多环节，起到抗生育效果。

（1）抑制排卵：大剂量的口服避孕药能迅速作用于下丘脑,使下丘脑的促性腺激素释放激素（GnRH）的合成与释放受到抑制，并能直接作用于垂体前叶，影响垂体的促卵泡生成素（FSH）和促黄体生素（LH）的分泌和合成，导致FSH水平低，卵泡发育不良，雌激素水平低下，致使性激素对垂体FSH和LH的正反馈作用受阻，不能激发排卵前LH高峰，使卵泡发育受到抑制和不排卵。低剂量口服避孕片或药物缓释系统，有50%的抑制排卵率，其避孕作用还依赖于其他环节。

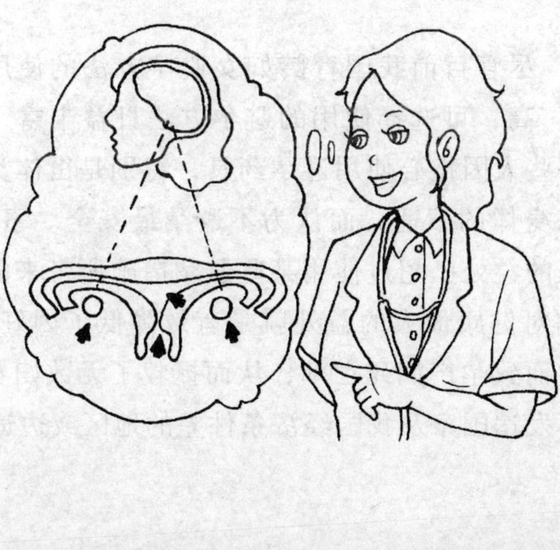

(2) 改变子宫内膜使之不利于着床：由于卵泡发育受阻及排卵抑制，雌、孕激素水平低，子宫内膜失去正常的雌、孕激素的支持，使子宫内膜的增殖变化受到抑制，停留在不完全发育阶段；同时在合成孕激素的作用下，子宫内膜腺体不发育，量少而小，内膜变薄甚至萎缩，不适宜孕卵着床。

(3) 改变宫颈粘液：在孕激素影响下，宫颈粘液减少、变稠、拉丝度差，粘液细丝呈网状结构，而且网孔变小，不利于精子穿透。

(4) 改变输卵管上皮及其蠕动：大剂量时使卵子运行加速，受精卵过早进入宫腔，与子宫内膜不同步而不能着床；低剂量时可能使卵子运行过缓，若有受精则有宫外孕危险。

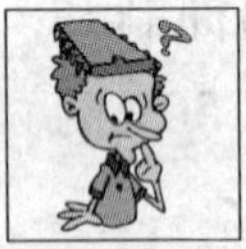

19. 为什么说避孕比不采取避孕措施更安全？

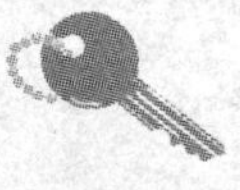

尽管目前我国育龄妇女避孕方法的使用率很高，可选择使用的避孕方法日益丰富，但是仍然有一些人因担心使用避孕药具，特别是甾体类避孕药会带来身体的不适，而认为不避孕最安全。事实上，防止妊娠的益处已超过使用某些避孕措施所带来的副作用，避孕对健康最大的益处就是有效降低了因妊娠 和分娩异常而致孕产妇死亡率，从而拯救了无数妇女的生命。在不发达国家及我国经济条件差的地区或边远地区，围产期保健不健全，高危妊娠和分娩引起的孕产妇死亡率仍然比较高，采用高效的避孕方法，不仅降低了人口出生率，也降低了孕产妇的死亡率。另外，有研究显示口服避孕药和屏障避孕法减少了乳腺癌、卵巢癌、子宫内膜癌、宫颈癌和肝癌的发生，每十万个 15~54 岁的死于这些癌症妇女中，使用口服避孕药者比从不使用者少死亡 150 人，经常使用屏障方法和杀精剂者每十万妇女少死亡 120 人。这些避孕方法的保护作用甚至在妇女已停止使用后仍能持续。使用避孕方法的安全性还在于，控制了妇女的生育数目，降低了因生育和抚育子女带来的对妇女健康的损害，如无保护性交造成的人工流产及并发症等，当然，控制生育对于儿童的生长发育和获得良好教育也非常有益。

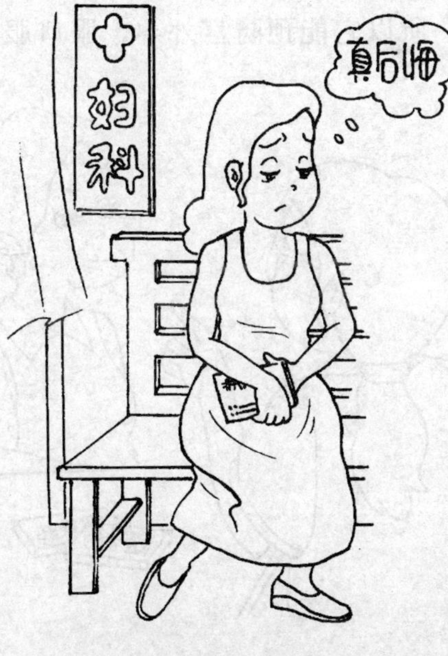

20. 使用甾体类避孕药具除了可以避孕外，还有哪些好处？

年轻的妇女在使用避孕药时，最多的担心可能是避孕药带来的副作用，而事实上，避孕药除了能够避孕以外（这是对妇女健康最大的益处），还有许多好处，即通常所说的非避孕效益，它可以预防与降低某些疾病的发生率。

（1）降低盆腔炎的发生：服用避孕药妇女的宫颈粘液变稠，可抑制细菌扩散，同时避孕药类激素可降低感染反应，故服避孕药者发生盆腔感染的可能性较低，服口服避孕药的妇女较未服药者盆腔炎发病率降低 50%~70%。

（2）预防异位妊娠及其他异常妊娠：激素避孕药能够防止妊娠，所以它能预防宫外孕，服口服避孕药妇女

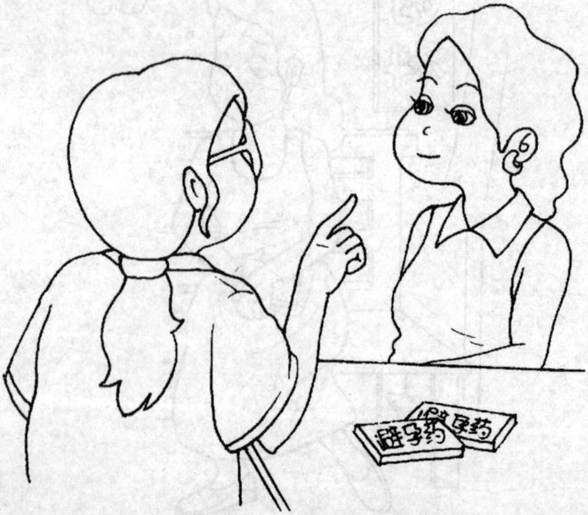

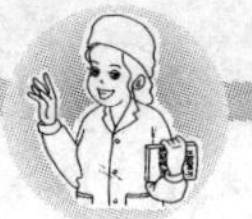

宫外孕的发生率为未用者的1/10。另外，还能预防葡萄胎及其他与妊娠有关的滋养层细胞疾病。

（3）预防和减少子宫内膜癌：口服避孕药能够减缓细胞分裂，对子宫内膜癌有防护作用，可减少子宫内膜癌危险性50%。

（4）减少卵巢上皮癌：避孕药能抑制反复排卵，减少了因修复卵巢表面破损而增加的大量细胞分裂，从而减少了卵巢上皮癌的发生。

（5）对卵巢良性肿瘤有防护作用：由于避孕药抑制了卵巢的活动，在服药者中卵巢囊肿、卵泡囊肿、黄体囊肿的发生为非服药者的1/2~1/5；但是目前所用的低剂量孕酮释放系统如皮下埋植剂，发现有卵泡囊肿者占10%。

（6）预防乳房良性肿瘤：避孕药中的孕激素成分能对抗雌激素对乳腺的影响，故对乳腺的良性纤维腺瘤和纤维良性增生起到防护作用。

（7）预防和减少风湿性关节炎：服用口服避孕药者风湿性关节炎的发生，仅为未服药者的1/2。

（8）调整月经：避孕药能使月经量平均减少一半，故可降低缺血性贫血的发生，并且可以治疗月经过多。对于青春期妇女可用雌、孕激素序贯疗法，中年妇女可用雌、孕激素合并周期疗法，连服22天。口服避孕药因能抑制前列腺素的产生而治疗痛经，服用孕激素类的口服避孕药还能减轻或消除经前期综合征，如月经前期的紧张不安、焦虑和抑郁等症状。

（9）预防和治疗痤疮：痤疮发生与皮脂腺过度增生

有关，而后者的分泌依赖于雄激素，高浓度的雌激素可以减少皮脂分泌的60%~70%，故适量雌激素和抗雄激素联合应用可以减轻痤疮。西德先灵公司生产的避孕药达英-35及欧加农公司生产的妈富隆既可避孕又可治疗痤疮。另外，避孕药还对由雄激素引起的多毛、银屑病有一定疗效。

21. 停用甾体避孕药对月经、排卵及生育力的恢复有哪些影响？

除长效避孕针狄波普维拉（DMPA）和庚酸炔诺酮（NET-EN）外，所有甾体避孕药停用后生育力均可立即恢复。停服口服避孕药1、2号后，99%的妇女于2~3个月内月经及排卵功能恢复正常；应

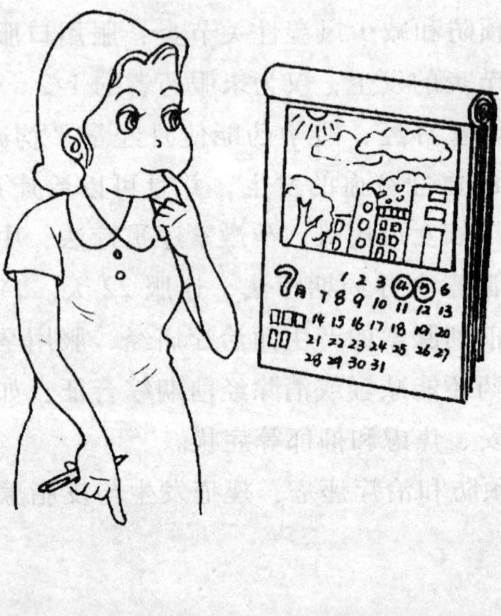

用每月注射一次的复方避孕针，有67%~95%于停药1个月转经，约50%在停药后1~2个月恢复排卵功能；根据世界卫生组织的统计，长效避孕针狄波普维拉（DMPA）和庚酸炔诺酮（NET-EN）两种避孕针最后一次注射到生育力恢复平均为10个月和6个月。总之，每次用药剂量越大，用药时间越长，停药后月经、排卵及生育力恢复的愈慢。

22. 服用口服避孕药与肿瘤的发生有关系吗？

目前全世界有许多育龄妇女长期服用口服避孕药，通过大量的研究及观察表明，避孕药能够预防和减少子宫内膜癌及卵巢上皮癌的发生，

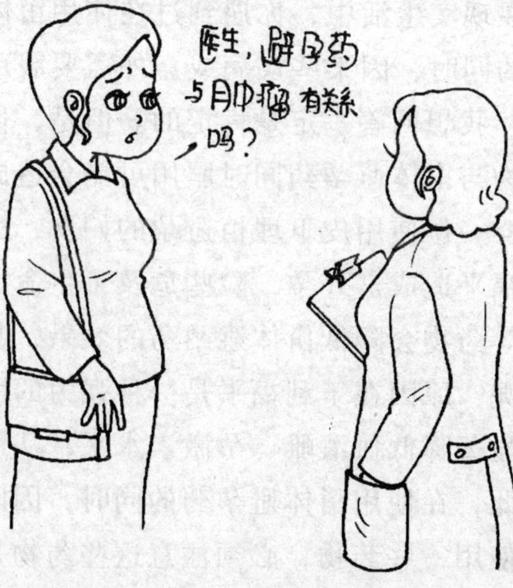

对乳腺的良性纤维瘤和纤维囊性增生、卵巢囊肿、卵泡囊肿和黄体囊肿有防护作用。20 世纪 70 年代初，上海市曾对 10 549 名服用避孕 1 号及避孕 2 号的妇女(其中 758 人服药时间在 5 年以上)，与未服药者 81 354 人进行对比研究，结果两组中乳腺癌及宫颈癌的发生率均无显著性差异。另外，也有人对 3 000 多例使用长效避孕针复方庚炔诺酮、单纯庚炔诺酮、复方甲地孕酮妇女进行观察，仅发现一例乳腺癌前期病变，其他未发现患乳腺癌及宫颈癌。国外研究中避孕药对乳腺癌和宫颈癌的关系尚无定论。

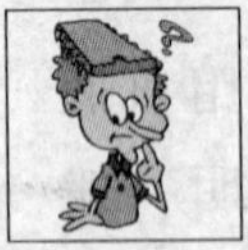

23. 为什么利福平可致避孕失败?

在现实生活中，你遇到过在使用甾体避孕药的同时，因某些疾病或意外需要服用其他药物的情况吗？我想回答一定是肯定的。但是，你是否意识到某些药物与甾体避孕药同时服用可能会造成避孕的失败。有这样一位使用皮下埋植避孕的妇女，因患结核病而使用利福平造成宫外孕，险些危及了生命。为什么使用利福平等药物会降低甾体避孕药的效果，甚至于导致避孕失败呢？原因在于利福平是一种强力的肝脏酶诱导剂，可以显著降低血清雌、孕激素水平，从而导致避孕失败。因此，在使用甾体避孕药的同时，因医疗或其他原因需要使用一些药物，必须注意这些药物是否会影

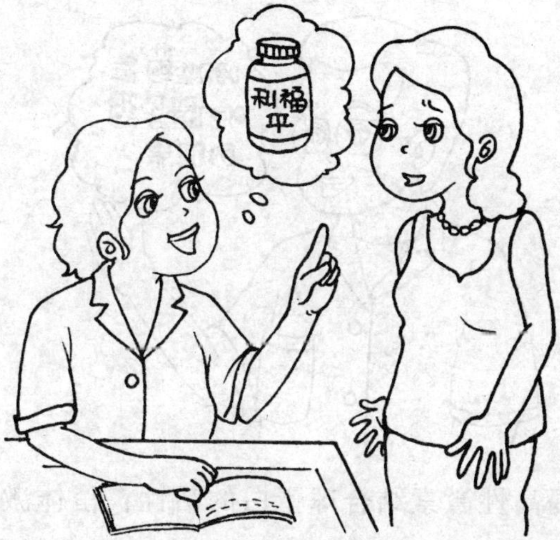

响避孕药的效果，如果使用了这类药物应加用其他避孕措施或改用非激素避孕方法。

24. 哪些药物可以影响甾体避孕药的效果?

同利福平一样，能降低甾体避孕药效果，发生突破性出血或失败的药物还有非利福平类抗生素如四环素及其他四环素类、氨苄青霉素及其他青霉素；抗惊厥类药巴比妥、苯巴比妥、扑痫酮、卡巴咪嗪、乙琥胺；抗霉菌药灰黄霉素等。这些药物降低甾体避孕药功效的机制主要通过以下环节之一：

（1）影响肝酶代谢：如利福平，能使肝酶产量提高，促进甾体激素代谢，降低血清中甾体激素的水平。

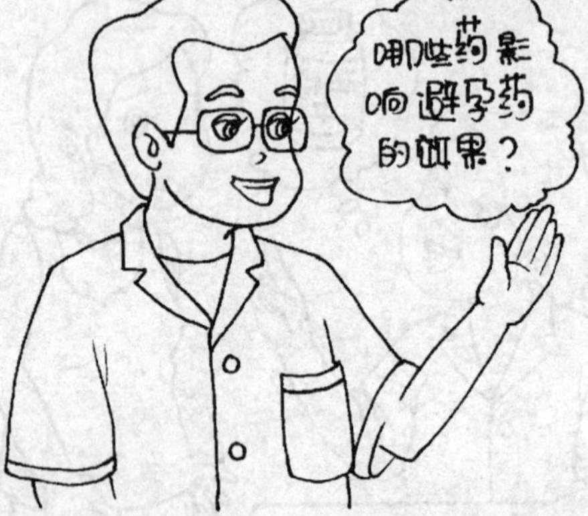

（2）提高性激素结合球蛋白的活性：甾体激素与白的蛋白结合很松散，但与性激素结合球蛋白紧密结合，某些能增加性激素结合球蛋白结合量的化合物，如抗惊厥药物可能降低血清中游离甾体避孕药的浓度，从而降低避孕作用。

（3）降低肠内细菌水平：能减少肠内细菌水平的药物，可能引起呕吐或腹泻，从而降低通过肠吸收的口服避孕药量，以及影响机体对雌激素的再吸收能力，雌激素的再循环对于保持激素水平的稳定起重要作用。

25. 使用甾体避孕药的同时，如必须使用降低避孕效果的药物时，如何处理？

使用甾体避孕药同时又必须使用可能降低避孕效果的药物时，可根据使用药物及使用周期的不同做相应处理。

(1) 利福平：对服药 1 周或不足 1 周的患者，加用后备避孕方法，如避孕套；服药 1 周以上者改用非激素方法。

(2) 其他抗生素类药物：包括青霉素、氯霉素、头孢菌素类、灭滴灵、磺胺类、呋喃妥英，服药 1 周或不足 1 周者，在服药期间或停药后一周，建议使用后备避孕方法；服药 1 周以上者，在用药第一个月内需用后备避孕方法。

(3) 抗惊厥药：对服药 1 周或不足 1 周者，建议病人服药期间及停药后两周还要用后备避孕法；服药 1 周以上者，建议病人使用有效的非激素方法。

(4) 抗真菌药：如灰黄霉素很少短期使用，建议使用有效的非激素方法。

另外，如果使用口服避孕药的同时，短期使用上述药物，也可以加服避孕药，每次加服 2 片；如短期使用

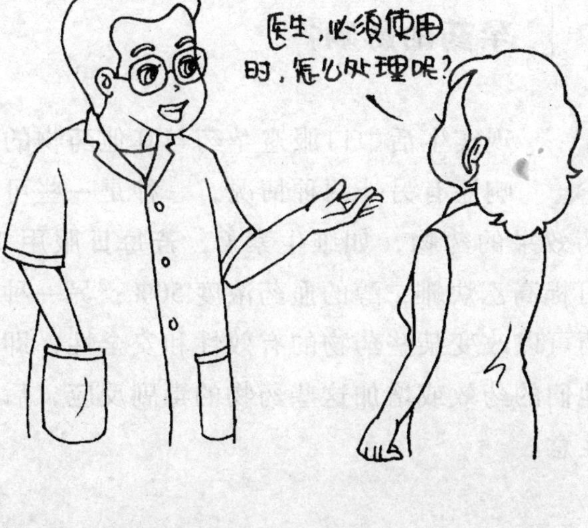

抗生素治疗，发生点滴出血，也应加服避孕药。

引起避孕药效果降低或失败，还与服用其他药物的时间及使用的避孕药是高剂量还是低剂量有关。若在服口服避孕药前半周期时用其他药物或使用低剂量口服避孕药，更有可能使避孕失败。

就一般而言，低剂量口服避孕药更易受到其他药物的影响，目前甾体避孕药的发展趋势是口服避孕药减低剂量，或使用小剂量的缓释系统，如皮下埋植剂或单纯孕激素低剂量口服避孕片，我国生产的口服避孕药早已属于低剂量片。调查表明，目前在口服避孕药或其他甾体避孕药具的使用者中，仍有一些人在服用已知能干扰口服避孕药效果的药物而全然不知。所以甾体避孕药与其他药物的相互作用问题，应引起我国的计划生育服务提供者及广大育龄妇女的高度重视。

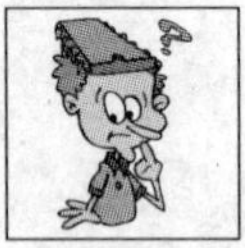

26. 哪些药物的作用可能受到甾体避孕药的影响?

现实生活中口服避孕药与其他药物的相互影响还有另外两种情况，一种是一些可以增加避孕药效果的药物，如维生素 C，若每日服用 1g 维生素 C 可提高乙炔雌二醇的血药浓度 50%；另一种是口服避孕药可以改变某些药物的有效性和安全性，即增加或降低他们的药效或增加这些药物的毒副反应，后者更应引起注意。

哪些药物可能受口服避孕药的影响？如何处理呢？

(1) 抗惊厥药：口服避孕药可以影响肝脏酶的活性，降低抗惊厥药苯妥英的代谢，而产生苯妥英中毒的危险。对服药一周的病人，除密切关注苯妥英的毒性症状外，建议病人用药期间及停药后一周除使用口服避孕药外，还要使用后备避孕方法；对服药一周以上的患者，建议改用非激素方法，如不可能改用且癫痫发作已控制者，可用含 50μg 雌激素的口服避孕药。

(2) 镇静剂：安定（Diazepam，Valium）使用很广，有报道避孕药可增加安定的效果，对此必须慎重。短期使用安定者可以继续使用口服避孕药，但要提醒病人注意副作用，特别是抑制作用；使用超过 1 周者，口服避孕药不作首选，如必须使用，服避孕药时应减少安定用

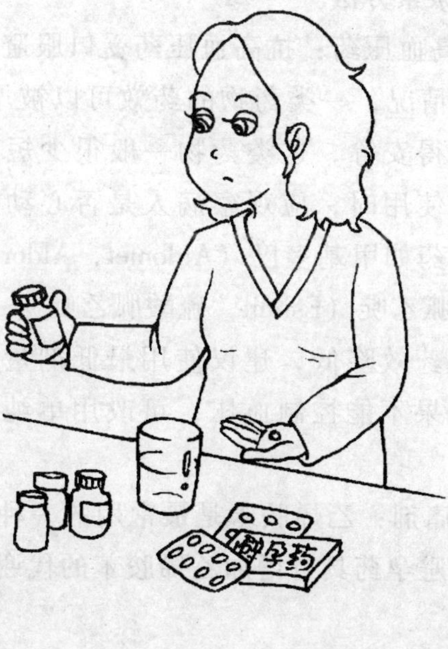

量，尤其对药物敏感妇女。另外对同类药物如三唑安定、利眠宁、三唑苯二氮䓬也有同样作用。

(3) 抗凝药：含雌激素的口服避孕药能增加某些凝血因子，使有些妇女处于栓塞状态，特别是35岁以上吸烟妇女，因此，复方口服避孕药能降低抗凝药的药效，当妇女使用抗凝药时不应服用避孕药，如使用苄苯酮香豆素时，无论用药时间长短，建议病人使用不含雌激素的避孕方法。

(4) 抗糖尿病药：高剂量口服避孕药或高剂量注射剂如醋酸甲孕酮，可破坏葡萄糖耐受量，能对抗治疗糖尿病药物如胰岛素、口服低血糖药包括磺脲类的降低血糖作用，在使用这些药物时建议使用低剂量复方口服避孕药（含35μg或更少量雌激素），或使用低剂量纯孕激素方法或非激素方法。

(5) 抗高血压药：抗高血压药受口服避孕药的影响可分为两种情况，一类药物的药效可以被增强如β-受体阻断剂心得安等，这类药物一般很少短期使用，与避孕药共同使用时，应观察病人是否心动过缓；另一类抗高血压药如甲基多巴（Aldomet，Aldoril，Hypolar，Sembrina）、胍乙啶（Esimil，硫酸胍乙啶），因受避孕药的影响而使药效降低，建议使用最低剂量的复方口服避孕药，如果不能控制血压，可改用单纯孕激素避孕药。

(6) 解痛剂：乙烯胺苯是最常用的一种阿司匹林解痛剂，甾体避孕药具有增加乙烯胺苯的代谢率，降低其避孕效果的作用，因此，使用时需要增加解痛剂的用量，除乙烯胺苯外，避孕药对吗啡也有同样作用。

（7）抗生素：已知口服避孕药与三乙酰竹桃霉素（TAO）同时服用，可增加肝脏毒性和黄疸的危险，当使用口服避孕药避孕时，建议改用其他抗生素。

（8）平喘药：口服避孕药能减少茶碱类药物的代谢，增加这些药物有关的毒性，在使用氨茶碱（Phyllocontin，Theodrox），茶碱（Quibron，Tedral，Somophyllin）时，无论使用治疗药物时间长短，建议病人使用有效的非激素方法，如果继续使用口服避孕药应密切关注药物的副作用，开始用正常首次用药量的2/3，如果有中毒迹象，要降低用药量。

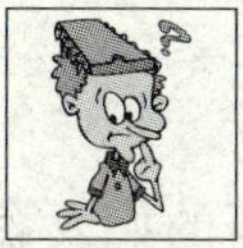

27. 使用口服避孕药对性生活有影响吗？

避孕药最大的效用是免除了妇女对意外妊娠的恐惧，使性生活成为纯粹的享受，心理负担解除之后，无疑增加了性快感，这种使用避孕药的方法不干扰性交的过程，使夫妻之间自发的性行为变得更为和谐和隐秘，因而增强了妇女的性欲和性反应。另外，有些妇女服用口服避孕药以后痛经减轻，月经规律，经量减少，痤疮或多毛症状缓解，生理上的健康使她们以更大的热情投入到夫妻生活之中。

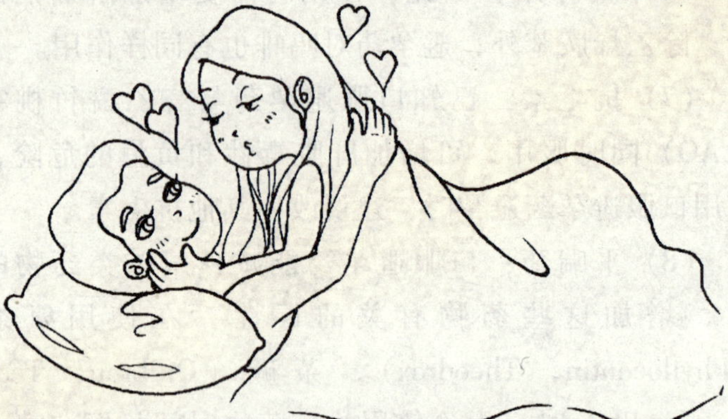

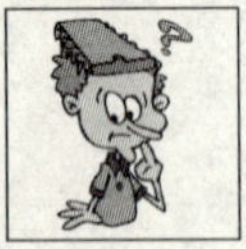

28. 使用激素类避孕药增加性传播疾病的机会吗？

有研究报告发现，使用口服避孕药的妇女盆腔感染的危险性要比不服药者降低 50%，原因在于服药后宫颈粘液变稠，可防止上行性感染。对于患有阴道炎、化脓性宫颈炎等性传播疾病的妇女不限制使用甾体激素类避孕药，对于有多个性伙伴等性传播疾病危险增加者，或 HIV 阳性或 AIDS 者，应推荐使用避孕套等屏障避孕法，以预防感染，防止性传播疾病的传播。

29. 常用的女用口服避孕药有哪些类型?

采用人工合成的甾体激素作为口服避孕药已有30多年的历史，尽管在剂型及用药方法上不断进行更新，但口服避孕药仍然是女用药物避孕中一种常用的方法，目前常用的口服避孕药主要有短效口服避孕药、长效口服避孕药、探亲避孕药、紧急避孕药。短效口服避孕药是需要在一个月经周期中每天服药才能起到避孕作用的；而长效避孕药每月只需服药一粒即可避孕；探亲避孕药仅限分居两地的夫妻在探亲时使用，且不可多用，一年内只能使用2次；紧急避孕药是在无保护性交或避孕套破裂、滑脱、安全期误算、体外排精失误等避孕措施失败后的72小时以内服用的药物，以防止意外妊娠的发生。

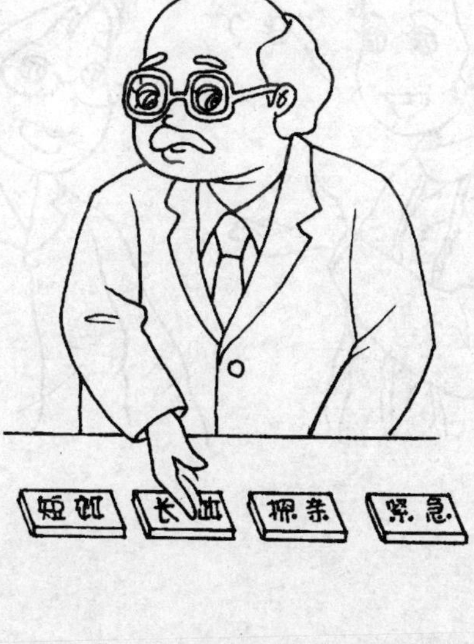

30. 常用的女用短效口服避孕药有哪些？

复方短效口服避孕药是我国最广泛使用的甾体避孕药，其成分以孕激素为主，配伍少量的雌激素组成，根据配伍情况不同又分单相片和多相片，单相片最常用，如口服避孕片 1 号（复方炔诺酮片）、2 号（复方甲地孕酮片）、0 号（上海地区）及复方 18 甲基炔诺酮片。此外，在短效口服避孕药中还有单纯孕激素口服避孕药，但在我国使用不普遍。

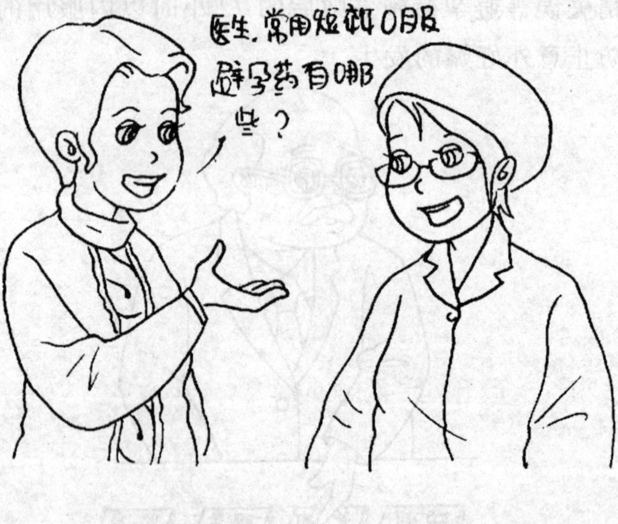

31. 常用的女用短效口服避孕药的避孕效果如何？

女用短效口服避孕药是极为高效的避孕方法，如果按常规服药，避孕有效率达 99%以上，避孕失败的原因主要为使用失败，如漏服药。

32. 常用的女用短效口服避孕药的使用方法

从月经周期第 5 天开始，每日 1 片，连服 22 天，最好每天在同一时间服药，使药物浓度保持在相对稳定水平，为减轻头晕、恶心的副反应，可在晚饭后或睡眠前服药。如规律服药，避孕有效率可达

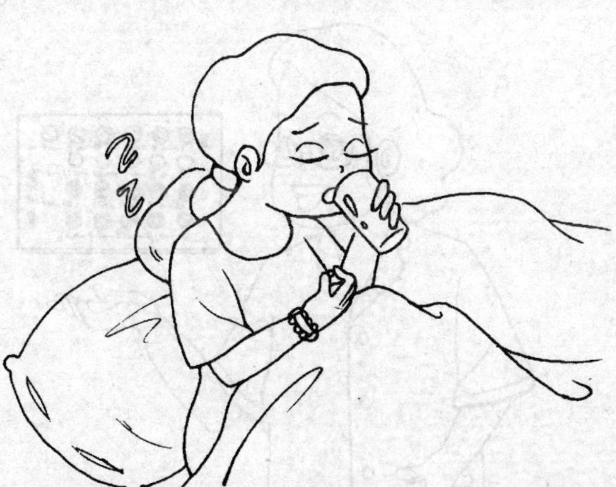

99.9%，如当晚漏服，次晨补上，而次日晚上照服。停药后 2~4 天即来月经，于停药后的第 5 天开始下周期用药；如停药后的第 7 天仍未来月经，排除妊娠后开始服用下周期的药物。

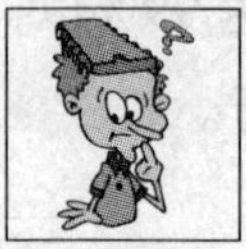

33. 如何使用三相避孕片？

大部分复方短效口服避孕药中所含的雌激素或孕激素的含量是不变的，如口服避孕片 1 号，每片中含炔诺酮 0.625mg 和炔雌醇 0.035mg。而三相片则在服药周期的不同时期，使用三种不同颜色的药片，黄、白、棕三色避孕药分别有 3 种不同剂量，雌、孕激素的比例模拟正常月经周期变化，通常雌激素剂量与低剂量单相复方口服避孕药相同（每日 30~35μg 雌激

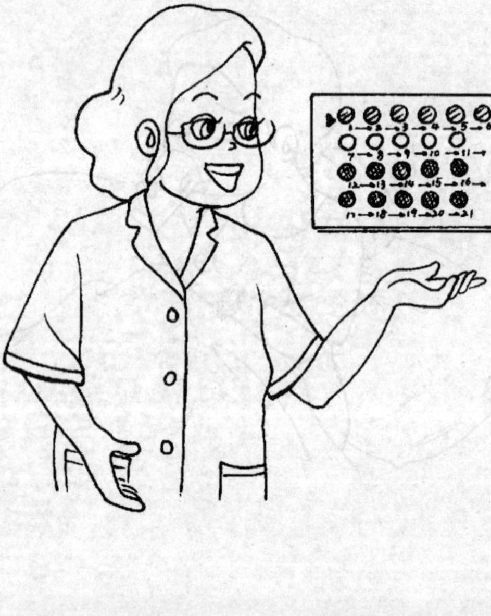

素），孕激素的剂量由低到高逐渐增加，虽然一个月经周期中所含的孕激素总量比低剂量口服避孕药低，但其避孕效果并不降低。三相片的优点是减少了对代谢的影响，降低经间期出血等副反应。三相片的使用方法为：首次服药从月经来潮的第 1 天开始，每晚 1 片，连服 21 天，先服黄色片 6 天，再服白色片 5 天，最后服棕色片 10 天。以后每周期均在停药的第 8 天（不论是否月经来潮），或月经来潮的第 5 天按顺序服药。

34. 哪些人适宜使用口服避孕药？哪些人不宜使用口服避孕药？

凡生育年龄的健康妇女均可使用口服避孕药。有下列情况或疾病者不宜使用口服避孕药。

（1）妊娠或可疑妊娠。

（2）产后 6 个月内母乳喂养或产后 21 天以内的妇女。

（3）35 岁以上的吸烟妇女。

（4）糖尿病伴肾脏、视网膜、神经及血管合并症者。

（5）急、慢性肝肾疾病。

（6）乳房恶性肿瘤。

（7）血栓栓塞性疾病。

（8）心血管疾病：原发性高血压、高血脂、缺血性心脏病及其病史、中风、心脏瓣膜病有并发症者，严重

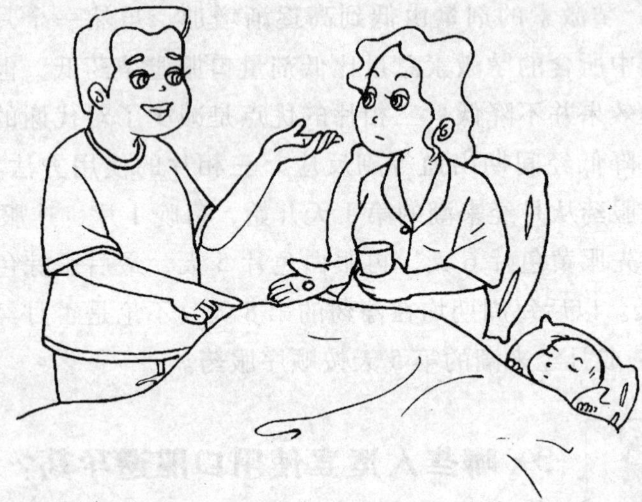

头痛伴有灶性神经症状者。

(9) 服用影响肝酶代谢药物者，如服用抗生素利福平、灰黄霉素及服用抗惊厥药苯妥英、酰胺咪嗪、巴比妥酸盐、扑痫酮。

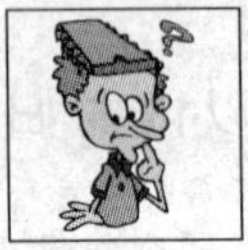

35. 服用短效避孕药后出现月经改变的原因及处理办法

服用短效避孕药后出现的月经变化表现为不规则出血，经量减少或无出血。不规则出血多发生在用药的最初数月，由于体内雌激素水平过低，子宫内膜不能正常发育，脱落而致出血，前半期出血为雌激素剂量不足，每晚加服炔雌醇 0.005~0.015mg，与避孕药同时服至 22 日停药；后半期出血是由于孕激素

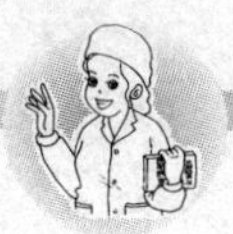

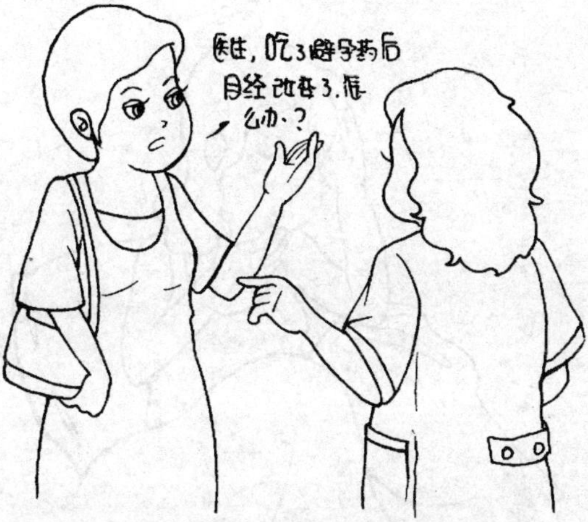

相对不足所致，可每晚加服避孕药 1/2~1 片，至 22 天停药。经量减少或闭经是长期用药后子宫内膜萎缩所致，对身体无影响可不处理，连续闭经 2 个周期以上应停药，排除妊娠后给人工周期或促排卵。

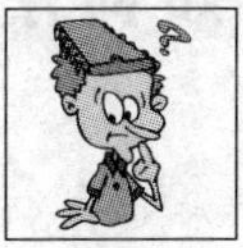

36. 服用短效避孕药后出现类早孕反应怎么办？

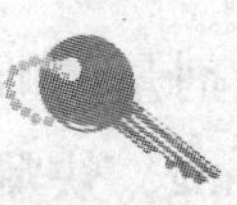

在服药的头三个月内约有 1/3 的妇女可发生类早孕反应，如恶心、呕吐、头晕、嗜睡、乏力等，但一般较轻，无需特殊处理，较重者可给维生素 $B_6$20mg，维生素 C100mg 等，每日 3 次，共 3~5 天。口服避孕药中的雌激素能刺激胃粘膜，有些妇女胃肠道刺激症状明显，对于这类妇女也可以采用阴道给药的方法，清洗阴道后，将口服避孕药纳入阴道，每天一次，

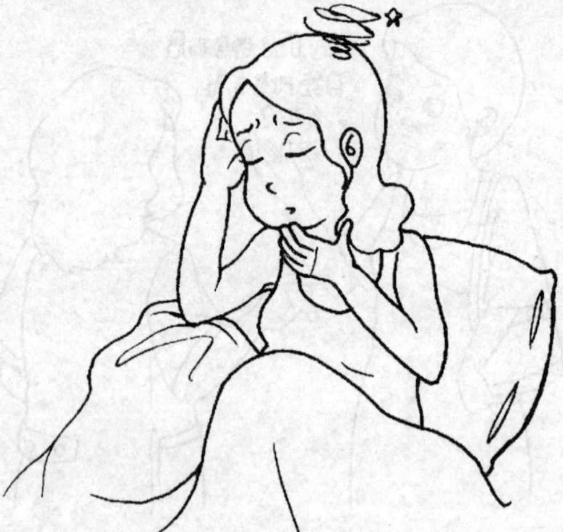

共 21 天，停药 3~5 天后，即可发生撤退性出血，持续 3~5 天，与平时月经量相近。

37. 新型口服避孕药妈富隆如何使用？有何优点？

妈富隆是一种复方口服短效避孕药，以新一代孕激素地索高诺酮为主，辅以低剂量的雌激素制成。每片妈富隆中含有地索高诺酮 0.15mg，炔雌醇 0.03mg，前者是由薯蓣根中提取，具有很强的孕激素活性而其雄激素的作用较弱，因此避免了普通短效避孕药的副作用。它的突出优点是避孕效果好，避孕有效率达 99%以上；副反应少；对体重无影响；不引起痤疮，甚至对痤疮有治疗作用；停药后对妇女和婴儿均无不良

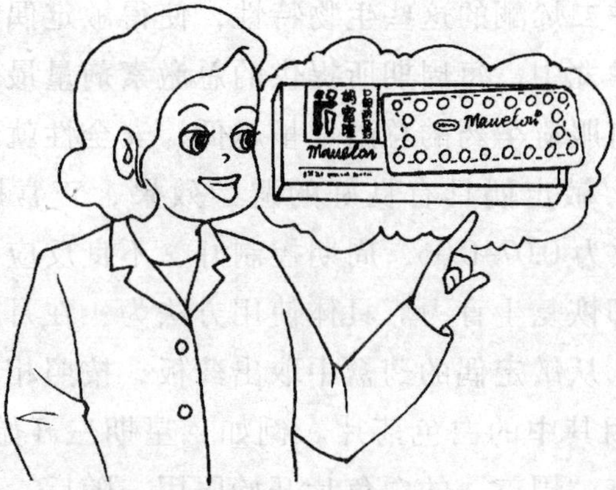

影响。使用方法为：从月经来潮的第一天开始服药，每天在同一时间服药一片，连续服用 21 天，停药 7 天，第 8 天开始服用下一周期的药；分娩后服药可在首次月经复潮的第一天开始。如有需要也可提前开始服药，但在服药的头 14 天内应采取其他辅助避孕措施；自然流产或人工流产后应立即开始服药，无需采取其他避孕措施。

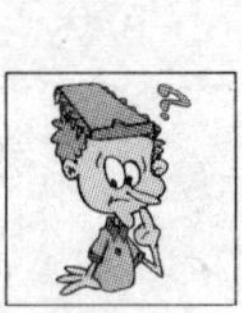

38. 第三代口服避孕药敏定偶及其使用方法

敏定偶是新一代的复方口服避孕药，由 75μg 的孕二烯酮及 30μg 的炔雌醇组成，由于孕二烯酮是最新的第四代孕激素之一，可能是已知的在人类中最强效的孕激素，其雄激素样作用很小，几乎没有雌激素或糖皮质类固醇活性，还有抗雌激素的拮抗醛固酮活性，孕二烯酮的这些生物特性，使得敏定偶在现有的复方避孕丸中，每周期所提供的总激素剂量最低。医学界公认口服避孕药的总激素量越低，安全性就越好。除安全外，敏定偶具有良好的避孕效果，正常服用时的Peal指数为0.07~0.06，周期控制好，不良反应低，停药后能立即恢复生育力。具体使用方法为：在月经来潮的第一天，从敏定偶的药盒中取出药板，按照相应的星期天数服用其中的白色药片。例如：星期三开始来月经，则从标有“周三”的白色片开始服用。随后，根据包装上标记的箭头方向，每天服用一片白色药片，直到21片全部服完。此后，每天服红色药片一片。撤退性出血通常发生在最后一片白色药片服下后2至4天。当服完所有28片药丸后，不管当时是否仍有撤退性阴道出血，都应在第二天开始服用新一盒敏定偶中的白色药丸。如此，每一盒新的敏定偶都会在一星期的同一天开始服用。

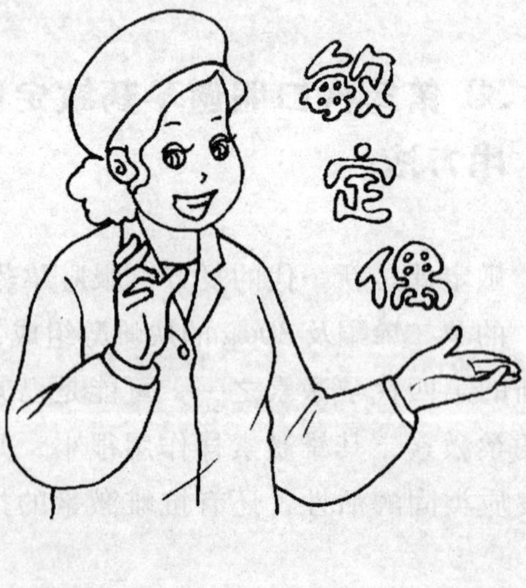

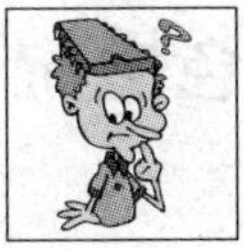

39. 原有或服用避孕药后出现痤疮，还能用避孕药吗？

越来越多的妇女，对避孕药的要求不仅仅限于避孕效果，不影响美观，也是选择使用避孕药的重要条件。对痤疮的顾虑即是其中之一。痤疮的发生与皮脂腺过度增生有关，而后者的分泌依赖于雄激素，而某些避孕药中的雌激素或抗雄激素成分，恰恰对痤疮有治疗作用。如果你本来就有痤疮，或用药后痤疮加重，可以选择西德先灵公司生产的避孕药达英-35，既可避孕又可治疗痤疮；或者选用南京欧加农公司生产的复方短效口服避孕药妈富隆，后者已在国内市场上使用多年，获取更为方便。

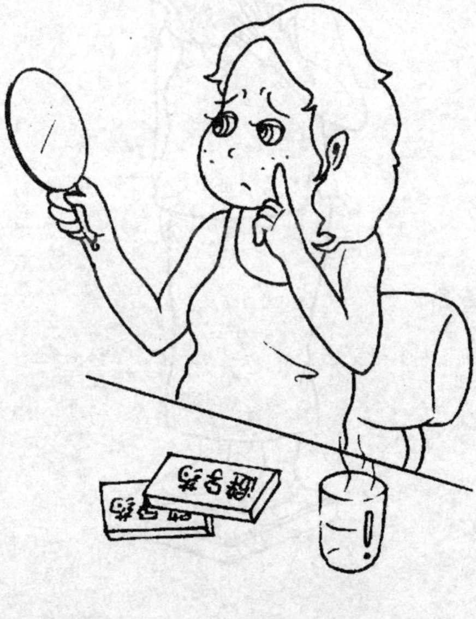

40. 服用避孕药后如果出现色素沉着、体重增加，怎么办？

少数服药者可能出现面部色素沉着、体重增加等不良反应，有专家认为这与服药者的体质有关，如肥胖妇女有代谢紊乱的倾向，服药后易受影响而体重增加；妊娠时出现蝴蝶斑的妇女在服避孕药后有类似的色素沉着。为预防发生此类不良反应，用药应慎重。如发生此类不良反应，停药后症状可减轻或改用其他避孕方法。

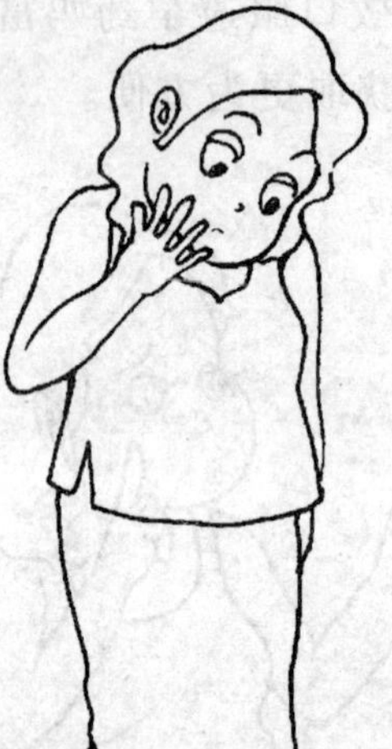

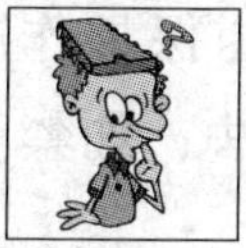

41. 漏服了短效口服避孕药，怎么办？

在现实生活中漏服避孕药的情况经常发生，这也是短效药出现突破性出血及避孕失败的主要原因。漏服复方短效药可以导致突破性排卵及减弱对宫颈粘液和子宫内膜的作用，漏服纯孕激素避孕药能降低宫颈粘液屏障的避孕有效性而致避孕失败。因此，服短效口服避孕药的妇女，在发现漏服后应及时补服，避免经间期出血及意外妊娠的发生。如果用药妇女仅漏服了 1 片，一旦想起来应马上补服 1 片；如果妇女在前两周内漏服了 2 片药，应在连续两天内每天各服 2 片，然后继续按惯例服完这一包装；如果妇女在第 3 周中漏服 2 片药，或在周期的任何阶段内连续漏服 2 片以上的药，应放弃这一包药，并立即开始服用一个新的包装。

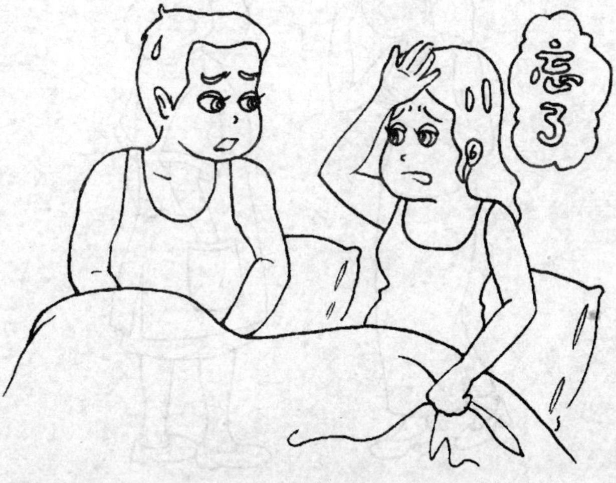

值得提起注意的是，为了防止意外妊娠，增加保护作用，任何时候漏服药都应该采用另外的避孕方法，如禁欲或屏障法至少一周。

42. 服用复方短效口服避孕药应该注意什么？

服药前应检查药片，如果发现药片潮解变色、糖衣融化、脱落则不能服用，因避孕药是含在糖衣内的；严格按规定时间服药，最好时间固定，防止漏服，一旦发现漏服，立即在规定时间补服，并加用后备避孕方法；哺乳期妇女不要使用复方口服避孕药，避孕药中的雌激素成分，影响乳汁分泌；青春期

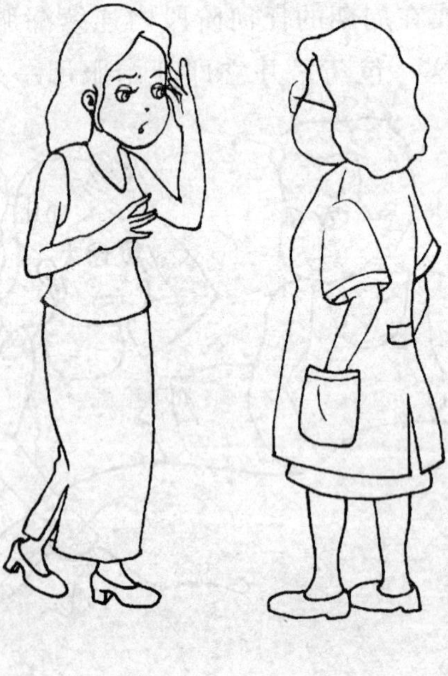

少女应在月经周期正常建立后再开始服用口服避孕药；与其他药物同时服用时注意药物间的相互作用，防止避孕药效果降低或治疗药物的毒性增大，可增加避孕药量或增加后备避孕方法，或更换其他避孕方法；服药期间如出现下列症状时应停药：可疑妊娠，血栓栓塞、视力障碍、原因不明的头痛、高血压、肝功能异常、精神抑郁、缺血性心脏病时，应停药并及时诊治。

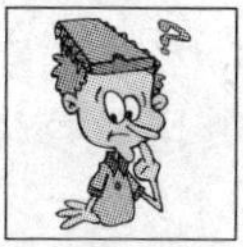

43. 常用的探亲避孕药有哪些？如何使用？

探亲避孕药是一类适用于夫妇分居两地，在探亲时女性使用的药物，可在月经周期的任何一天开始使用，避孕效果好，正确使用，有效率在98.8%~99.6%。探亲避孕药通过使宫颈粘液变稠，精子不宜穿透及改变子宫内膜，不利于孕卵着床，达到避孕目的。如果在月经周期前半期用药，也有抗排卵作用。常用的探亲避孕药主要分为激素类和非激素类。激素类主要有甲地孕酮片（上海探亲片1号）、炔诺酮避孕片（天津探亲片）、18甲基炔诺酮探亲片和醋炔醚探亲片等，前三种探亲药的服用方法是：于探亲当日中午服用1片后，每晚服用1片，如探亲不足14天，应服完14片，如探亲超过14天，应继续改服复方口服避孕药；醋炔醚探亲避孕片的药效长，探亲前1日或当日中午服用1片，可避孕2周左右，若探亲时间延长可接服短效

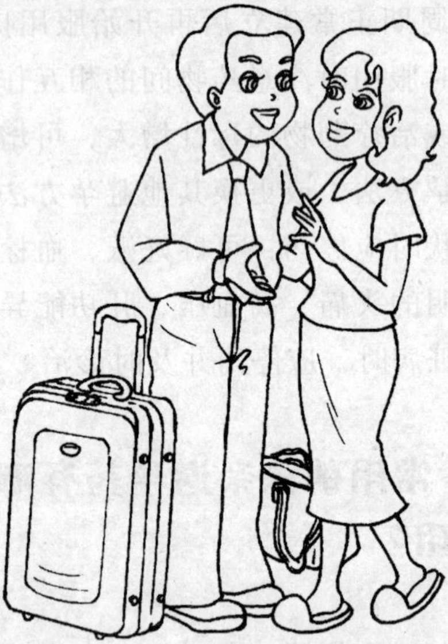

避孕药，或于月经后改服短效避孕药，或采用其他避孕方法。非激素探亲避孕药双炔失碳酯（53 号抗孕片）的用法为：每次房事后立即服用 1 片，次晨加服 1 片，以后每次房事服 1 片，每周期不得少于 10 片。

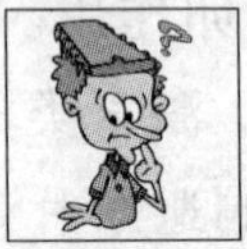

44. 使用探亲避孕药时应注意什么？

该药仅适用于两地生活的夫妻探亲时短期使用，不宜长期使用，一年内最多服两个周期，不应作为房事后常规使用药物，以免影响肝功能或发生不规则出血；探亲时间短也应按规定服完 12~14 片药；探亲超过 15 天应接服短效避孕药。

45. 服用探亲避孕药时出现月经不规则如何处理？

服用探亲避孕药时出现经间不规则出血可加服炔雌醇片 1~2 片，连服 3~5 天；出现闭经，可注射黄体酮或服用短效避孕片 2 号，每日 2 片，连服 3 天。

46. 常用女用长效复方口服避孕有哪些？如何使用？

我国使用的长效口服避孕药以长效炔雌醚为主，配伍不同的孕激素制成。炔雌醚口服吸收快，贮存在脂肪中缓慢释放，起到避孕作用；孕激素可增强炔雌醚的避孕作用，并使子宫内膜转化成分泌型，防止不规则出血。我国常用的长效口服避孕药为复方 18-甲基炔诺酮、复方氯地孕酮、复方 16-次甲基氯地孕酮。使用方法为：首次于月经第 5 天服 1 片，间隔 20 天后，即在月经第 25 天再服 1 片，以后每隔 1 个月（即按周期第 25 天的日期计数）服 1 片，于服药后 6~14 日出现撤退性出血。长效口服避孕药的避孕有效率为 98.3%。另外，在停用长效避孕药前，应于月经周期第 5 日开始服用短效避孕药 3 个周期，作为停用长效雌激素的过渡，这是由于体内还有雌激素

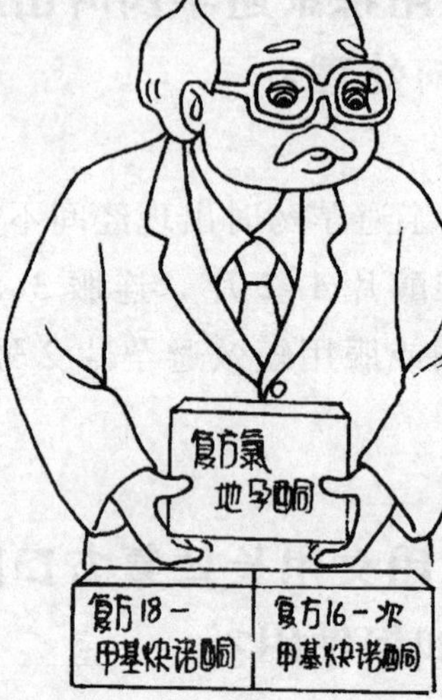

的积蓄，在2~3个月中可能出现月经失调。服用长效避孕药的妇女，若想妊娠，需停药6个月，以免对胎儿产生不利影响。

47. 哪些人可以服用长效复方口服避孕药？哪些人不能使用？

一般来说，凡身体健康的育龄妇女均可使用复方长效避孕药，其适应症同复方短效口服避孕药，但由于复方长效避孕药中含有高剂量的长效雌激素，在体内有蓄积作用，所以，选择使用时应更为慎重。

48. 复方长效口服避孕药可以连续服用多少年？

通过科研人员十多年来对长效避孕药的研究显示，长效口服避孕片是安全的。85%~100%的妇女在停药后 3 个月自然恢复月经，80%的服药者在停药后半年内妊娠；对其与肿瘤关系的研究未发现有增加恶性肿瘤的趋势，提示似有预防良性乳房肿瘤发生的作用；对蛋白质代谢、凝血、甲状腺功能无明显影响，对糖耐量有轻微影响，但停药后多数可改善和恢复；血胆固醇、甘油三酯及脂肪酸稍有增高，但大部分在正常范围。专家认为长效口服避孕药是安全的，可连续服用 5~10 年。

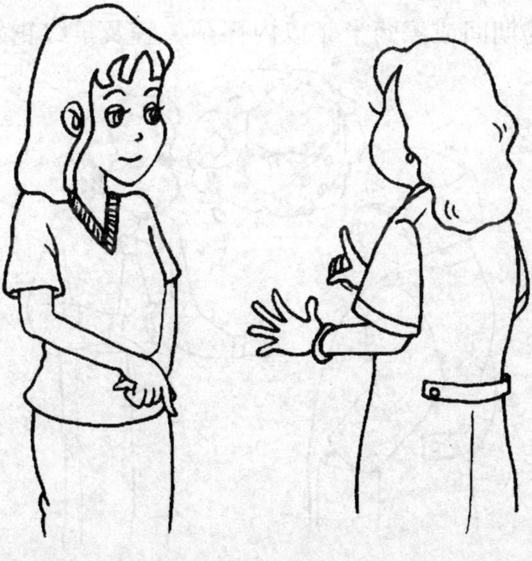

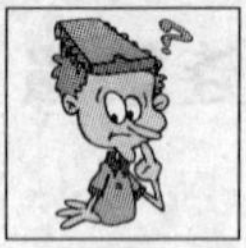

49. 停用避孕药后多长时间生孩子合适?

如果服用的是低剂量复方短效口服避孕药，停药 3 个月后再怀孕是安全的，因为在服药数年后怀孕的妇女中，2/3 的人停药后 1 个月能再孕，胎儿未见异常，目前也有些新型避孕药如南京欧加农生产的避孕药妈富隆，在服药的当月怀孕也可以；如果你服用的是复方长效口服避孕药，停药 6 个月后妊娠较安全，停药 1 年后妊娠更安全。尽管长效避孕药停用半年内的妊娠率为 80%，但炔雌醚在体内完全消失约需三个月，在对停药后出生儿童遗传安全性研究发现，服药期间妊娠的小儿异常阳性率高于停药 3 个月或不足 3 个月组，停药半年以上妊娠的儿童未发现潜在的遗传学危害，因此，服药期间或停药半年以内怀孕，宜及早终止妊娠。

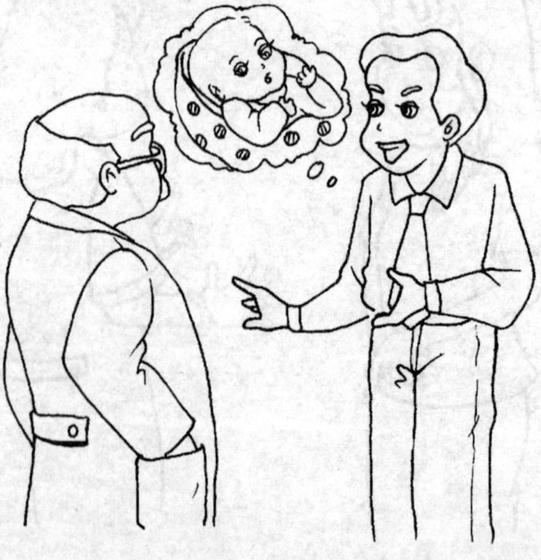

50. 服用长效复方口服避孕药后会有哪些副反应？如何处理？

最初的数月可能出现头晕、恶心、呕吐及较多量的水样分泌物，月经的改变因所选用的药物而不同，复方长效 18-甲基炔诺酮以月经血量减少为主，并可能无出血，其他两种长效药则以月经血量增加、经期延长为主。处理方法同短效长效避孕药。

51. 长效避孕针有哪些？如何使用？

目前，全世界约有 1000 万以上的妇女使用长效避孕针，其选用标准同口服避孕药，由于其使用失败率低，避孕效果优于口服避孕药，有效率

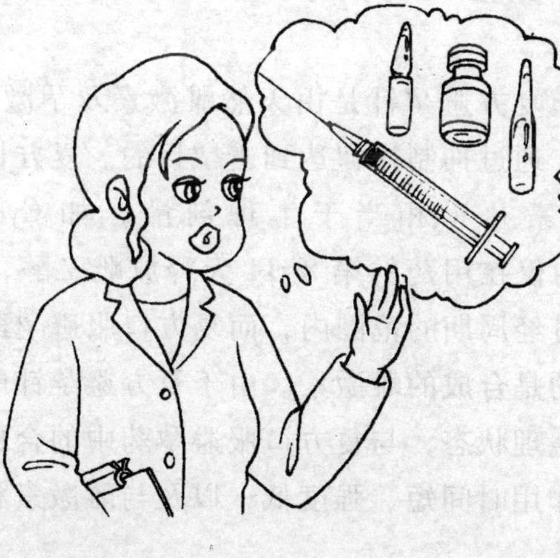

99%以上。长效避孕针可分为复方雌–孕激素类及纯孕激素两类。复方长效避孕针为雌–孕激素的复合制剂，国产的主要为1月1次的复方己酸孕酮（1号避孕针）和复方甲地孕酮。第一月于月经周期的第5天和第10~12天各肌注1支，以后在每次月经的第10天注射1针。复方庚炔诺酮，首次注射在月经周期第5天，以后每月1针。Cyclofen为国外新型复方避孕针，于月经来潮第5天内肌注，每月1次。纯孕激素避孕针在国外使用较为广泛，由于不含雌激素，可用于哺乳期且无血栓栓塞性疾病的风险。主要有醋酸甲孕酮（DMPA）和炔诺酮庚酸酯。前者于月经来潮第5天注射1针，以后每3个月1次；后者于月经来潮的第5天注射1针，以后每2个月1次。目前纯孕激素避孕针在我国使用也很广泛。

52. 复方长效避孕针与复方口服避孕药相比有何不同？

复方避孕针是由天然雌激素及孕激素组成，通过抑制排卵达到避孕目的。复方长效避孕针中雌激素几乎相当于生理剂量，如Cyclofen及MeSiynal均仅在用药的第8~11天释放雌二醇，并且浓度在正常月经周期的范围内，而复方口服避孕药与之不同，使用的是合成的雌激素。由于复方避孕针中的雌激素更接近生理状态，与复方口服避孕药中的合成雌激素相比，其作用时间短、强度低，以及与雌激素相关的不

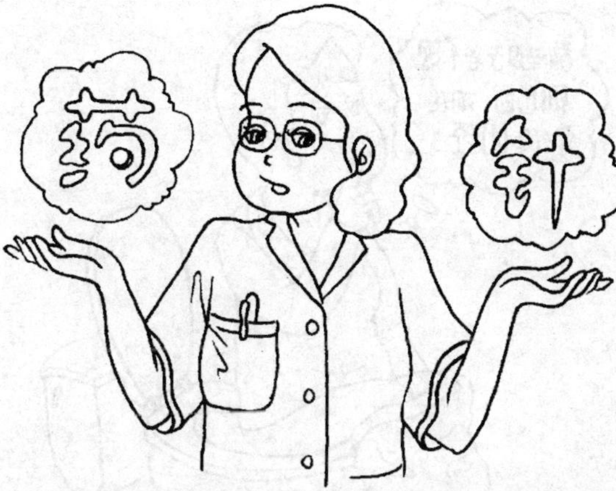

良反应类型及严重程度也不同。与复方口服避孕药相比，针剂对血压、出凝血、脂代谢及肝功能影响轻微，不经肠道给药，免除了肝脏对激素的首过效应。但是，口服避孕药停药后与之相关的激素作用会立即减少，而复方避孕针的激素作用还将持续一段时间。

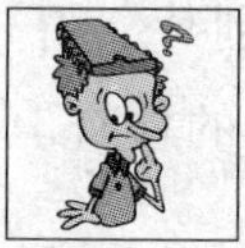

53. 长效避孕针的不良反应及注意事项有哪些？

长效避孕针的不良反应主要有类早孕反应及月经的改变。复方避孕针的不良反应主要表现为经间不规则出血，月经周期缩短；单纯孕激素避孕针使用后约有 2/3 的妇女有不规则出血，使用 1 年时约有 70%使用者闭经。复方避孕针停药后生育力能较快恢复，纯孕激素避孕针停用后的生育力恢复可能会推迟。对不良反应的防治同短效避孕药。

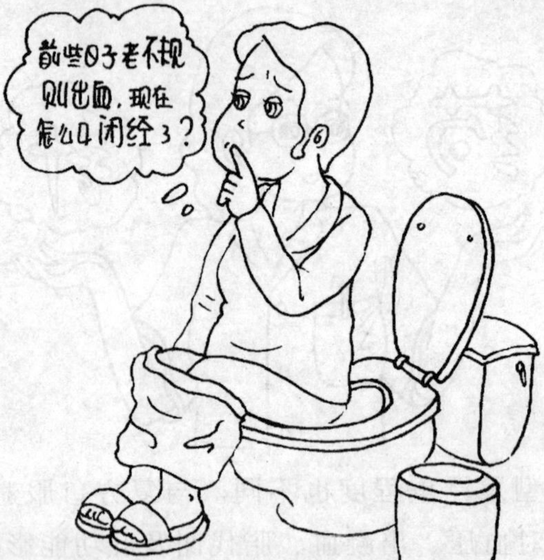

应该注意到，针剂属一次性大剂量使用，一旦注射后无法取出，待药物在体内逐渐清除。因此，对于有肝、肾疾病史或心血管系统疾病的妇女，应在用药前做相关检查，并在用药过程中，定期随访，如做宫颈刮片、肝功能和血压的检查，必要时做血糖、血脂等方面的检查。

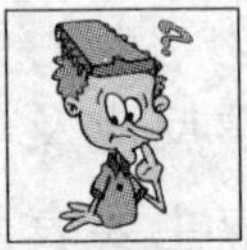

54. 有没有一种打一针可避孕3个月的避孕针？

在20世纪90年代初期，我刚进入计划生育研究所当一名妇产科临床医生的时候，经常有些患者问我，有没有一种打一针就可以避孕较长时间的避孕针，我当时只能遗憾地让她们选择另外一种避孕

方法。但是，事隔不久我就在世界卫生组织的内部刊物上看到了关于长效避孕针狄波普维拉的报道，紧接着普强公司的医药代表，开始向我们推荐这种注射一针可避孕 3 个月的药物，记得在给第一个受试者使用的时候，真是慎之又慎。目前这种避孕针已经很普遍地使用于临床。

狄波普维拉是英文商品名 DepoProvera 的译音，是纯孕激素的长效避孕针剂。其有效成分为醋酸甲孕酮，是天然孕激素的衍生合成物，其生物活性十分接近人体分泌的孕激素，比天然孕激素的活性强很多。20 世纪 60 年代美国甲孕酮针剂实验专家组已经证明该药是一种有效的避孕药，但美国的食品和药品管理委员会（FDA）以该药是否会导致乳癌问题没有得到明确证实以及其出血不良反应等问题，而没有得到美国 FDA 的批准。1992 年 10 月美国的 FDA 批准狄波普维拉为避孕药并广泛推广应用。

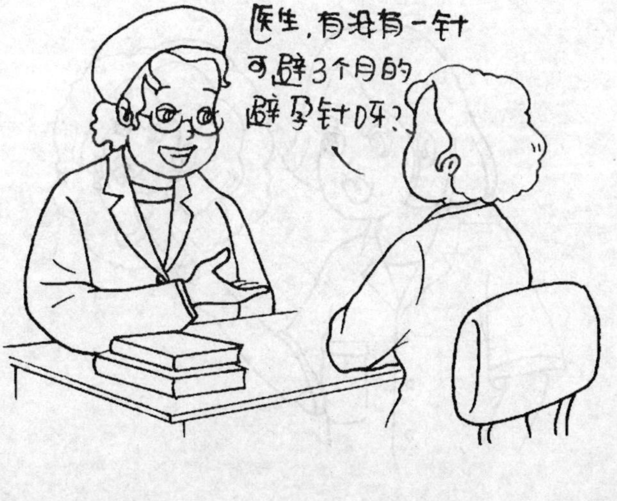

狄波普微拉避孕针，每针含醋酸甲孕酮 150mg，肌肉深部注射，注射一次，其生物活性可维持 3~4 个月，其避孕效果接近输卵管结扎。使用方法为：首次于月经来潮第 4、5 日肌注，以后每 90 天注射 1 次，为微晶水混悬注射液，有效率为 99.45%妇女年。由于这种针剂发生闭经等不良反应较多，一年的续用率为 50%~80%；如每次注射 300mg，可每 6 个月注射 1 次，有效率接近 100%。

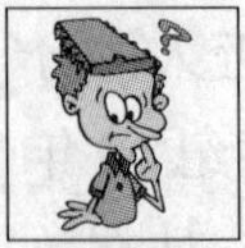

55. 单纯孕激素避孕药具对哪些人更为合适？

由于复方甾体避孕药的副作用大都是雌激素引起，研究发现单纯孕激素也具有有效的避孕作用，且纯孕激素避孕药具的安全性更好。目前使用的纯孕激素药具主要有探亲避孕药、紧急避孕药、长效

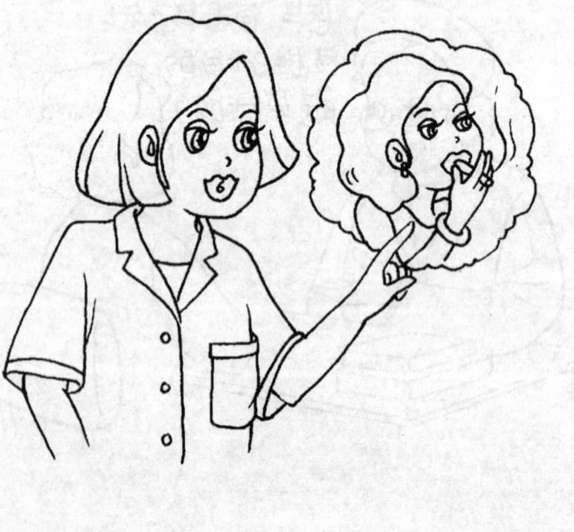

避孕针、甾体避孕药的缓释系统（包括皮下埋植剂、阴道环、宫颈环、释放左旋18甲宫内节育器、微球等）。纯孕激素避孕药具主要对不能使用雌激素的妇女最适宜，如使用复方口服避孕药胃肠道反应严重者、哺乳期妇女、年龄35岁以上吸烟的妇女、有心血管疾病的妇女等，对于这类人群使用纯孕激素制剂更安全。

56. 听说孕激素避孕针效果好，但停药后恢复生育力慢，是吗？

目前使用的纯孕激素长效避孕针主要有每2月使用一次的炔诺酮庚酯（NET）及每3月使用一次的醋酸甲孕酮（DMPA），国内比较常用的是DMPA。两者的避孕效果都非常好，尤其是后者避孕的有效率接近100%，而且由于使用方便，只需注射1次，

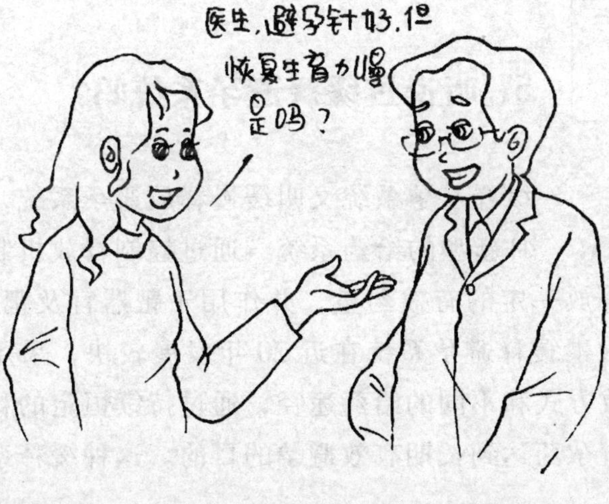

便可避孕2~3个月，并可免除由于使用不当造成的失败，如口服避孕药的漏服造成的使用失败，因此纯孕激素避孕针的避孕效果可靠，实际避孕效果与理论相近。但是由于一次注射孕激素150~200mg，量较大，对卵巢功能的抑制作用较强，停药后恢复生育力的时间比口服避孕药等要慢。研究表明，每2个月使用一次的炔诺酮庚酯（NET）停药后一个月18%恢复排卵；停药2个月恢复排卵率达60%，停药3个月内妊娠约27%，6个月、1年、2年累计妊娠率分别约37%、48%及68%；每三个月使用一次的醋酸甲孕酮（DMPA）停药后5个月内受孕者约占5%~10%，15个月时累计受孕率为75%，24个月时累计受孕率为95%，用药时间愈长，生育力的恢复愈慢。世界卫生组织的一项研究结果为DMPA和NET纯孕激素避孕针，最后一次注射到生育力恢复的平均月数为10个月和6个月。

57. 听说过缓释避孕系统吗？

缓释避孕系统又叫缓慢释放避孕系统，是一种新型的给药系统，通过控制释放机制达到每天释放一定的有效药量，并作用于靶器官及靶组织。甾体激素缓释避孕系统在近20年发展较快，采用不同的释放方式和不同的给药途径，通过持续恒定的释放低剂量避孕药达到长期有效避孕的目的。这种缓释系统以

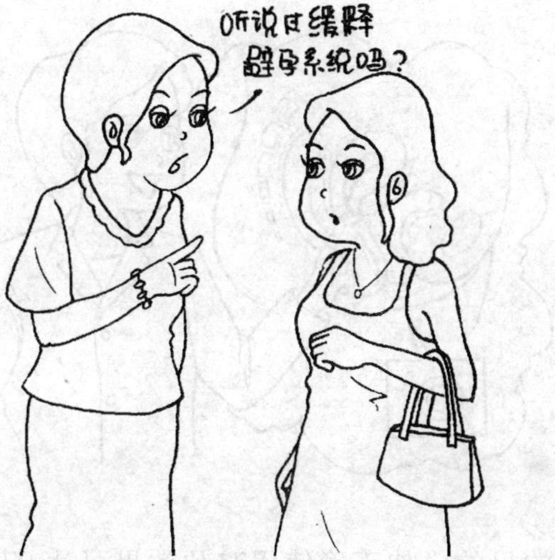

不溶性多聚物作为控制释放速率的骨架制剂，包括皮下埋植剂、释放孕激素的宫内节育器、宫颈环、避孕针、阴道环及透皮系统等。

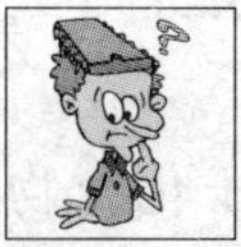

58. 如何使用阴道避孕环？

阴道粘膜具有很好的吸收激素的功能，妇女使用具有缓释功能的阴道环避孕，可自行放置和取出，使用十分方便，同时，药物在局部发挥作用，减少了全身的不良反应。世界卫生组织研制的日释放 20 微克左炔诺孕酮阴道环，可持续使用 90 天；我国上海研制的甲地孕酮阴道环和左炔诺孕酮阴道环，可持续使用一年。纯孕激素阴道环主要通过改变宫颈粘液达

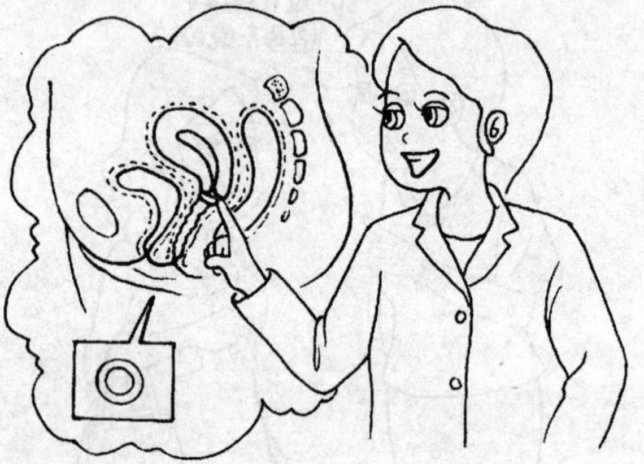

到避孕的目的，如正确使用避孕效果可达97%以上。其主要缺点是突破性出血。

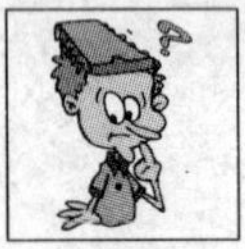

59. 微球、微囊避孕针有何特点？

缓释避孕针剂以生物降解的高分子化合物为载体，与甾体激素药物混合成微球，或将高分子共聚体，包裹甾体药物成微囊。微球或微囊的直径一般在百微米以下，外观与一般避孕针剂难以区别。注射后保持恒定的血药浓度，具有高效、不良反应小等优点。

60. 什么是皮下埋植避孕法？该法在全球和我国应用的概况

皮下埋植避孕法，是在育龄妇女的上臂内侧皮下，埋植 6 根或 2 根内含左旋 18-甲基炔诺酮避孕药的硅胶囊（棒），药物以缓慢恒定的速度释放进入血液，达到长期避孕的目的。

皮下埋植避孕长效、高效、高可逆，埋植一次可以避孕 3~5 年，有效率达 99.5%以上，埋植后 24 小时即可起到避孕作用，埋植剂取出后很快恢复正常生育能力。

皮下埋植避孕法是近二十年来国际上逐渐发展起来的一种新的避孕方法。1967 年美国开始研制，1975 年研制成功左旋 18-甲基炔诺酮皮下埋植系统。到 1993

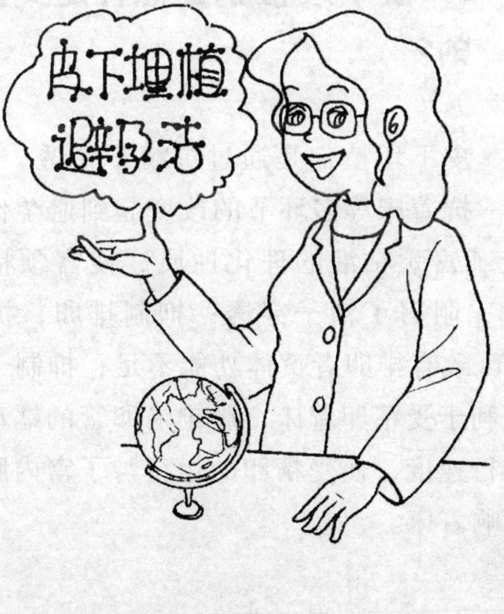

年大约有50个国家的200万妇女使用了皮下埋植避孕。1984年经卫生部药政局批准，国家计划生育委员会和人口理事会达成协议将皮下埋植剂引进我国，最初在上海、天津、北京、沈阳四个中心进行Norplant（芬兰来乐药厂生产）可接受性研究，随后进行Norplant扩大临床研究 。我国辽宁及上海计划生育科研所在“七五”期间研制成功了国产6根型及2根型皮下埋植剂，经临床验证，其性能与国外相近。目前，国产皮下埋植剂在全国各地广泛使用。

现在临床常用的都是非生物降解皮下埋植剂，由荷兰欧加农药厂生产的。含有新一代孕激素地索高诺酮的单根埋植剂，以及可生物降解的埋植后无需取出的新型埋植剂正在临床试验和进一步改进中。

61. 皮下埋植剂是怎样起到避孕作用的?

皮下埋植剂是通过抗精子穿透、抑制排卵、抗着床等多环节的改变起到避孕作用的。孕激素改变了宫颈粘液的理化性质，使宫颈粘液分泌减少，变稠，阻碍了精子穿透；抑制排卵，抗排卵率为50%，并可致有排卵者黄体功能不足；抑制子宫内膜的发育，不利于受精卵着床；影响输卵管的蠕动，改变受精卵的运行速度，使受精卵的运行与子宫内膜的发育不能同步影响着床。

62. 皮下埋植避孕法有哪些优点？

皮下埋植避孕法的优点可以概括为：高效、长效、高可逆、简单、方便。皮下埋植避孕是最有效的节育方法之一，比大多数宫内节育器效果好，埋植前两年的避孕效果可与绝育相媲美；埋植一次，可以避孕 5 年，对于体重轻者可达 7 年；可逆性高，取出后立即恢复生育能力；放置后 24 小时即可起到避孕作用，方法简便；使用方便，不影响工作劳动，不影响性欲及性生活。

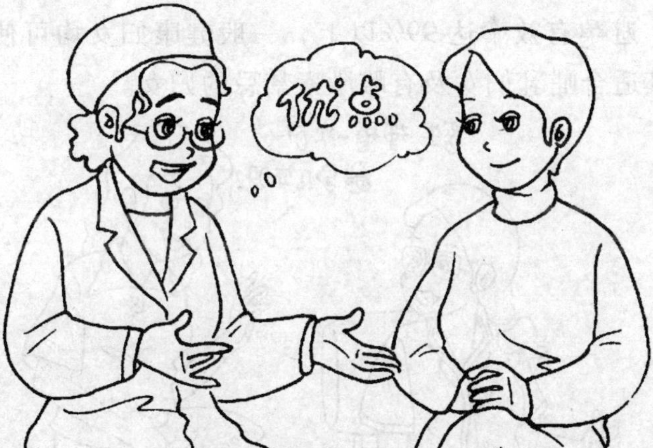

63. 常用的皮下埋植剂有哪些？埋植一次可以避孕几年？

目前临床常用的埋植剂，主要是非生物降解皮下埋植剂，由硅橡胶和左炔诺孕酮制成，分两种类型，Ⅰ型由六根长 34mm，直径 2.4mm，每根含 36mg 左炔诺孕酮的硅胶囊组成，埋植一次可避孕 5 年，产品有芬兰来乐制药厂生产的 NorplantⅠ型及我国丹东制药厂生产的左炔诺酮硅胶棒；Ⅱ型由两根长 44mm，直径 2.4mm 的硅胶囊组成，芬兰来乐制药厂生产的 NorplantⅡ型，每根含 70mg 左炔诺孕酮，埋植一次可避孕 3 年，而上海达华制药厂生产的 2 根型埋植剂，每根含 75mg 左炔诺孕酮，埋植一次可避孕 5 年。于月经周期的七日内，在左上臂皮下埋入，24 小时后起到避孕作用，避孕有效率达 99%以上，一般健康妇女均可使用，尤其适合哺乳妇女及有雌激素禁忌的妇女。

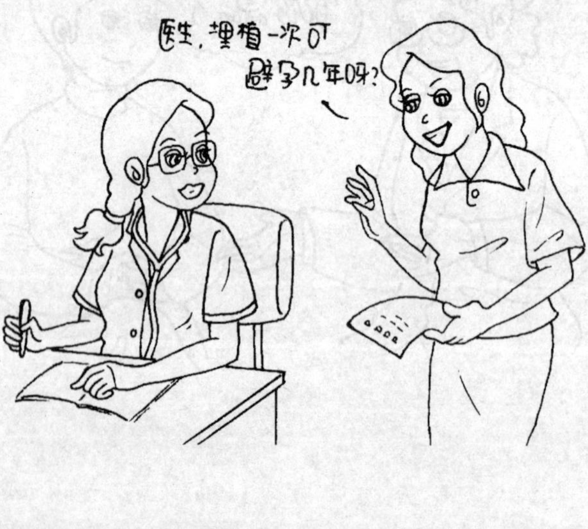

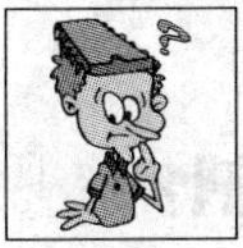

64. 皮下埋植剂最适合哪类人群使用?

凡身体健康要求长期避孕的妇女均可使用，特别适用于：

（1）需要一种长效但又可逆的间隔避孕方法。

（2）频脱器或带器受孕的妇女。

（3）生殖道畸形或其他原因不适合放置宫内节育器者。

（4）哺乳期妇女。

（5）服用含雌激素的口服避孕药有副反应或对雌激素有禁忌，口服、注射避孕药不能坚持者。

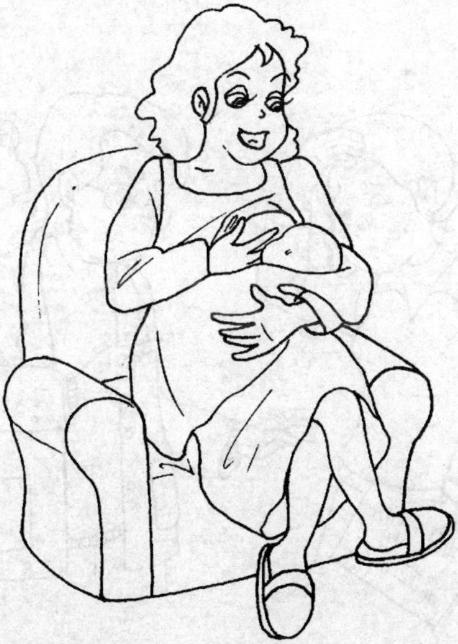

65. 哪些人不宜使用皮下埋植剂？

（1）妊娠或可疑妊娠。

（2）产后6周内的哺乳妇女。

（3）有缺血性心脏病及病史者。

（4）中风者。

（5）严重头痛伴有局灶性神经症状者。

（6）原因不明的阴道流血。

（7）乳腺癌患者。

（8）病毒性肝炎、肝硬化、肝脏的良恶性肿瘤的患者。

（9）因病正在服用利福平、灰黄霉素、苯妥英、酰胺咪嗪、巴比妥酸盐、扑痫酮等肝酶诱导剂者。

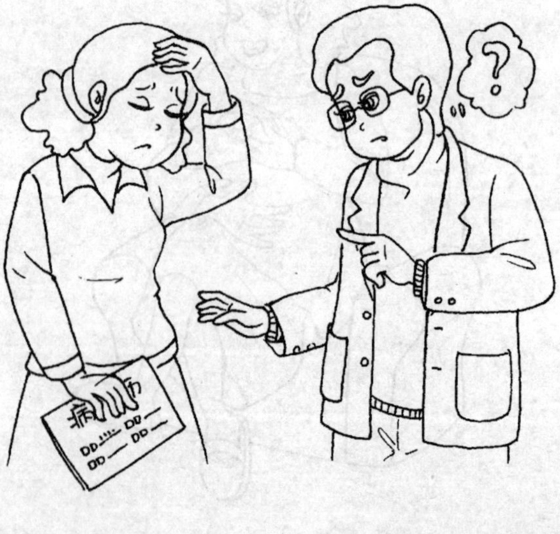

66. 什么时候可以放置皮下埋植剂?

一般在月经来潮的 7 天内埋植。但只要排除了怀孕，任何时间都可以埋植。流产、引产及妇女产后宫内无妊娠物残留时也可埋植。

67. 在什么情况下，应该取出埋植剂?

（1）埋植期满。

（2）各种类型月经紊乱治疗无效时。

（3）各种其他副反应不能耐受者。

（4）不需要避孕的个人原因。

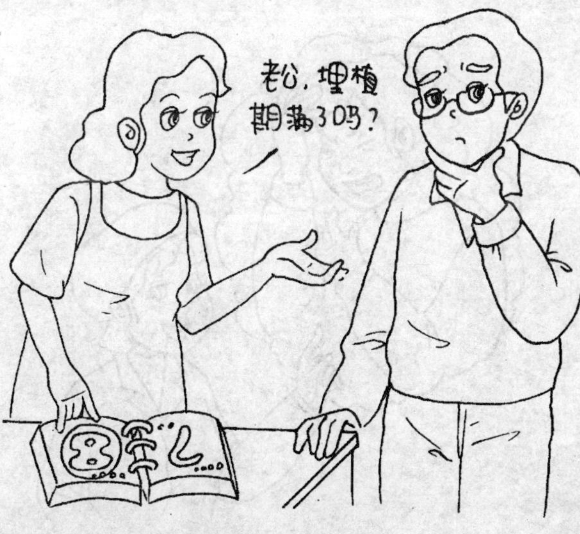

（5）计划妊娠。

（6）改变避孕措施。

（7）避孕失败。

68. 埋植后出现了哪些情况必须立即取出皮下埋植剂?

（1）首次发生偏头痛型的头痛。

（2）反复发生异常剧烈的头痛。

（3）急性视觉障碍。

（4）血栓性静脉炎的首次症状或血栓栓塞症。

（5）肝病症状。

（6）意外妊娠。

（7）异位妊娠可能时。

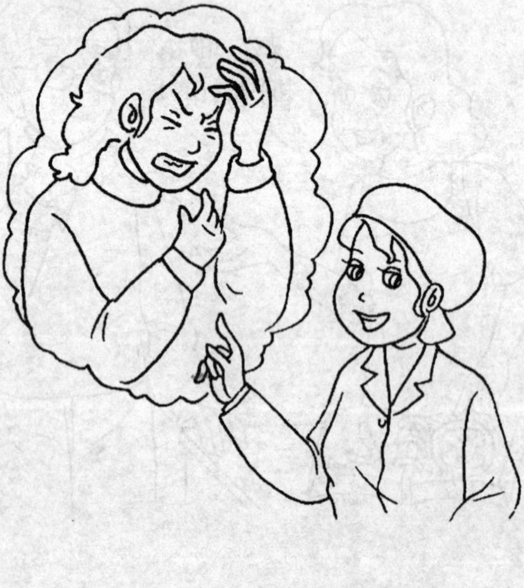

69. 埋植剂取出后需要马上避孕吗？

是的。皮下埋植剂具有极好的可逆性，埋植剂取出后 24 小时避孕效果就消失了，取出后 96 小时在妇女的血液中就测不到避孕药左旋 18-甲基炔诺酮了，恢复排卵的最早时间为取出后 3 天。因此，埋植剂取出后必须立即采用其他避孕方法，或重新放置一组新的皮埋剂。

70. 皮下埋植避孕有不良反应吗？

月经紊乱是皮下埋植避孕法的最常见不良反应。其他不良反应还有：类早孕反应如恶心、呕吐、头晕、嗜睡；乳房胀痛、增生；色素沉着；体重增加；头痛；功能性卵巢囊肿，但这些不良反应发生率不高。

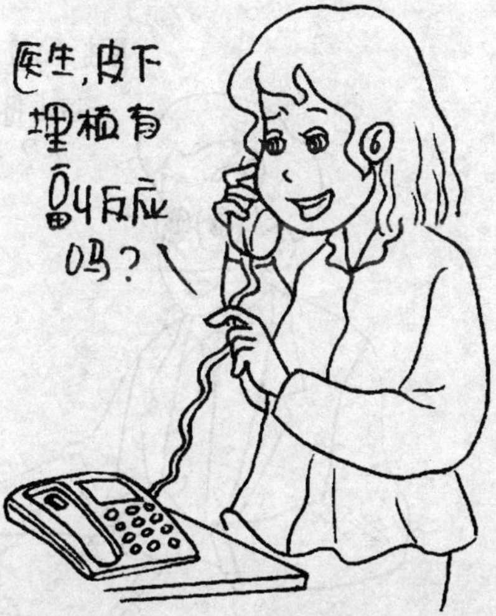

71. 皮埋后月经紊乱不良反应发生有规律吗？一旦发生，应该怎么办？

皮下埋植避孕主要的副反应是月经紊乱，其主要发生在埋植后的第一年，尤其是埋植后的前半年，埋植后第一年月经紊乱的发生率约为70%，随着时间的推移月经紊乱将逐渐好转。月经紊乱初期表现为不规则出血，后期少数妇女出现闭经，一般都能够耐受。皮埋后的不规则出血仅为少量的点滴出血，一般不会导致贫血和感染。作为皮下埋植的使用者，应该了解月经紊乱发生的规律。如果在埋植后，特别是在埋植后的半年内出现这种情况，不要有思想顾虑，更不要急于取出，有问题可以及时接受医生的咨询、指导，经过

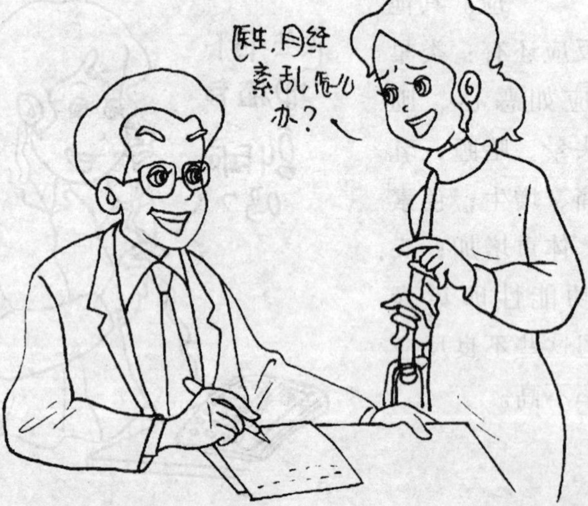

一段时间的适应，月经紊乱的情况会逐渐好转的。如果月经紊乱比较严重，可以在医生的指导下给予相应的治疗；如果月经紊乱不能忍受或治疗无效，应该停止观察取出埋植剂。

72. 皮埋后月经出血的改变有哪些？

皮埋后出现的月经出血的改变包括以下几方面：应用的头几个月出血时间延长；经间出血或点滴出血；闭经或上述类型的综合。

73. 皮埋后哪些月经出血类型的改变无需治疗？

并非所有月经出血类型的改变都需要治疗。临床统计表明埋植第一年，月经紊乱的发生率约 70%，其中仅有少部分需要治疗，多数可以随埋植时间的推移，逐渐趋于正常，如单纯性无规律周期，月经稀发量少，经间点滴出血，均可不予治疗，甚至阴道流血时间长，但量少或为点滴出血，对象本人能耐受亦可不予处理。埋植后出现的闭经，多可自然转经，只要能够耐受，也无需治疗。

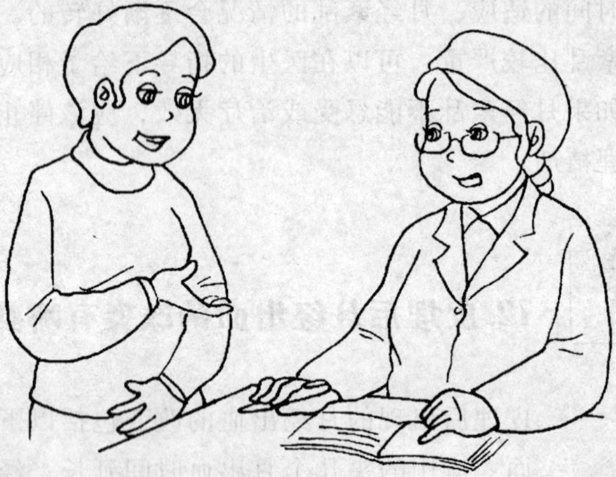

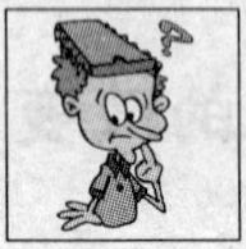

74. 皮埋后哪些月经出血类型的改变需要治疗？

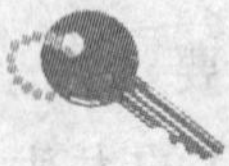

从因月经问题终止使用的情况分析，月经过频、经期延长、量多、闭经是月经紊乱中主要的终止类型。月经过频、经期延长、量多造成接受对象的耐受性差，并且长期大量出血也可能导致身体的不适，如贫血、头晕等，出现这类情况应及时去医院检查治疗；如果皮埋后闭经时间长，伴有其他不良反应时，也应及时治疗，治疗无效可以要求取出埋植剂。

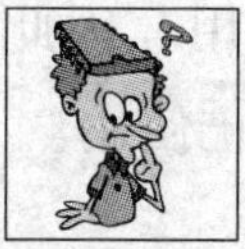

75. 皮埋后出现不规则的阴道流血，如何治疗？

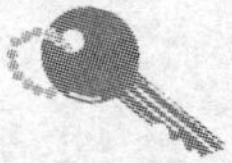

单纯孕激素避孕出现的不规则出血尚无特效的方法治疗。首先可使用一些止血剂对症处理，如维生素 K、止血敏、安络血、云南白药、宫血宁及中药汤剂等，为防止出血时间长引起感染可适当使用抗生素；补充雌激素方法；抗孕激素的方法等，具体如下：

（1）炔雌醇每天 0.01mg~0.03mg，血止后量逐渐递减为每天 0.005~0.01mg，维持 22 天。

（2）复方 18–甲等短效避孕药炔雌醇每天 0.03mg，10 天，治疗无效时可改用 18–甲短效避孕药 20 天，1~2 周。

（3）长效雌激素。尼尔雌醇 2mg/2 周；或首次 4mg，以后 2mg/5 天，4 次。

（4）布洛芬。每天 800mg，5 天。

（5）抗孕激素米非司酮。不规则出血第 3 天服用米非司酮 50mg，以后每隔 28 天服药一次，共 6 次。

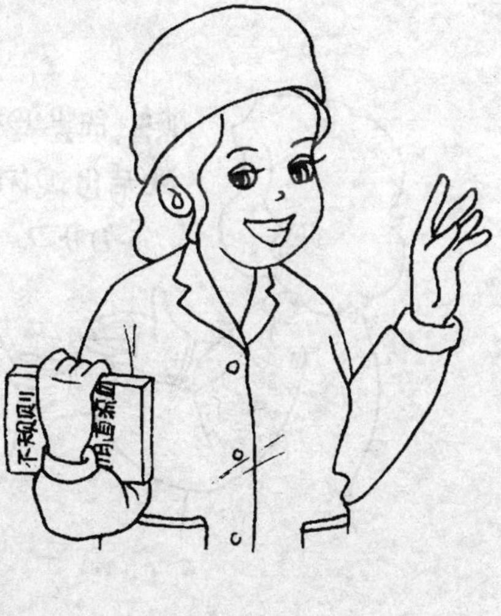

尽管补充雌激素对皮埋后出血有较好的作用，但是专家认为皮下埋植剂的优点是不含有

雌激素，长期使用同样可以带来雌激素的副作用。因此雌激素疗法不应长期使用，一旦情况好转应停止使用。

76. 放置埋植剂后出现闭经，如何处理？

首先应排除妊娠。在排除妊娠后，如闭经不伴有其他症状，不必处理。作为受试妇女应知道皮埋后闭经不是疾病，而是由于孕激素对子宫内膜的抑制作用造成的，这种闭经是可以恢复的，不会引起子宫萎缩，临床上常见皮下埋植后闭经 3~5 年的妇女，取出埋植剂后很快恢复了月经。如果坚决要求恢复月经或闭经时间长伴有其他不适，可在医生的指导下补充长效或短效的雌激素，以恢复月经，不能采用常规处理闭经的黄体酮撤退疗法。

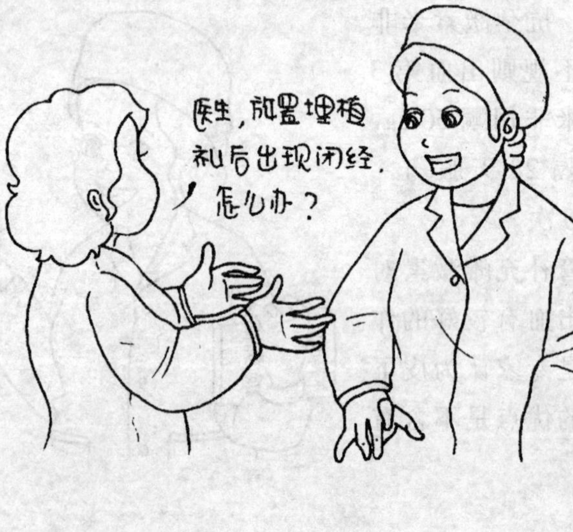

77. 为什么放置皮下埋植后必须随访？如何安排随访时间？

尽管皮下埋植避孕法应用于临床已经有20多年的历史了，但是它与口服避孕等避孕方法相比，还是一种新的避孕方法。通过随访能够了解这种方法的避孕效果、不良反应发生情况。通过与医生或者服务提供者的沟通并通过系统的检查发现自己尚未发现的问题，从而得及时有效的处理，有利于自身的身心健康。在术后3~7天，进行第一次随访，了解手术局部情况；随后，在埋植第一年的第6个月、第12个月各随访一次，以后每年随访一次；出现不良反应，或因个人或医学原因要求取出时应随时随访；另外，出现某些特殊情况应随时随访，如埋植部位出血、感染及埋植剂脱出；可疑妊娠或过去月经正常而后出现闭经，应随访排

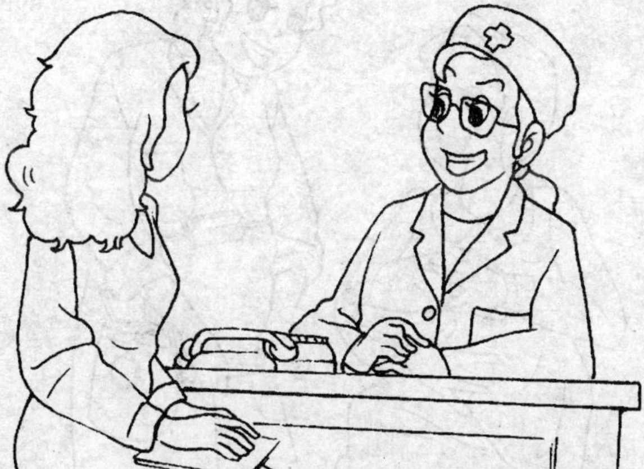

除妊娠；剧烈的下腹痛，应及时随访排除异位妊娠；阴道流血过多、埋植侧手臂疼痛、严重头痛、黄疸、乳房肿块、高血压、视力障碍等症状出现，也应及时随访。

78. 皮埋随访时应观察哪些方面的内容?

随访的内容依随访时间的不同有所侧重，如近期随访主要了解手术局部反应，随访的主要内容包括：

（1）埋植以来有无不良反应发生。

（2）月经情况及表现类型，如月经紊乱，视情况决定是否给予治疗。

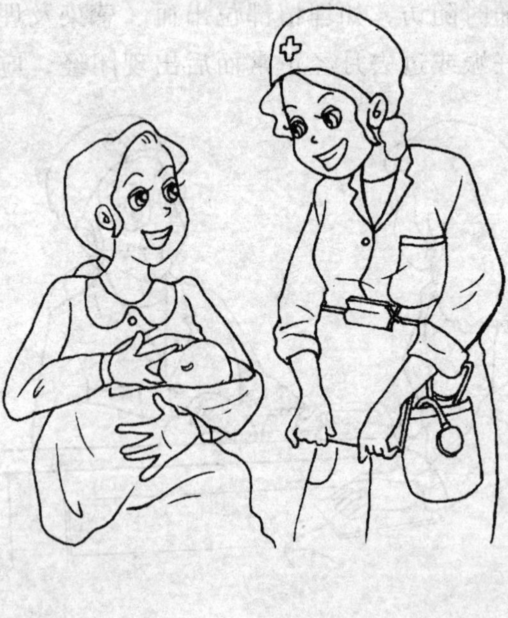

(3) 甾体类避孕药可能出现的恶心、呕吐、头痛、痤疮、情绪改变等。

(4) 体格检查：体重、血压、心脏、乳房、盆腔。

(5) 如为哺乳期妇女，还应了解乳汁的变化及小孩的生长发育情况。

(6) 如条件许可，最好做血常规、血小板计数、宫颈刮片等；如出现闭经，可做妊娠检查排除怀孕。

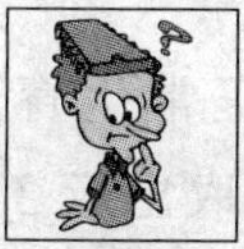

79. 哺乳期妇女可以使用皮下埋植避孕法吗？

哺乳期妇女可以使用皮下埋植避孕法，但产后6周内的妇女最好不用，因为产后6周内暴露于甾体激素可能对新生儿有不利影响。皮下埋植剂是一种低剂量纯孕激素避孕药，对乳汁的分泌没有影

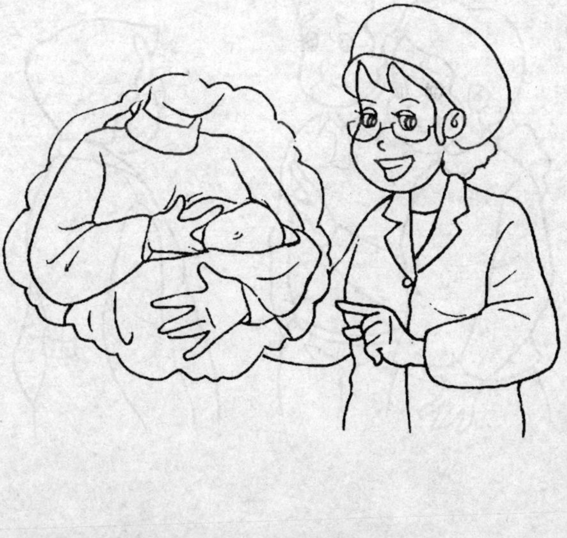

响。人口理事会在 1986 年对分娩 6 周后的 50 名使用皮下埋植剂的妇女与 50 名使用宫内节育器的妇女做了 3 年前瞻性对照研究，结果表明：皮下埋植剂对乳汁分泌及婴儿的生长发育、健康状况没有影响。

80. 皮下埋植剂取出后多久可以恢复生育力？

妇女在取出埋植剂后很快能恢复正常生育力，取出后恢复排卵的时间最早为取出后 3 天，大部分妇女在取出后 10~21 天排卵。24%的妇女在取出后一个月内妊娠，40%的妇女在 3 个月内怀孕，一年末妊娠率达 76%~86%，90%的妇女在取出后 24 个月内妊娠，妊娠率与正常不避孕的育龄妇女相当。

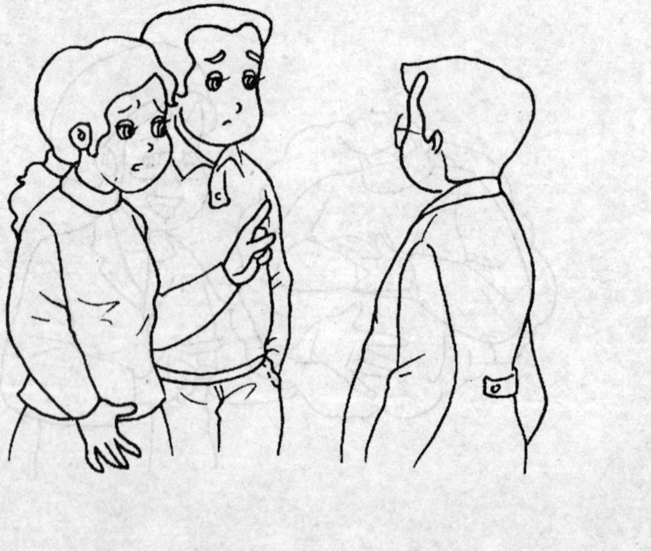

81. 皮埋取出后再孕需间隔多久？对胎儿有影响吗？

皮下埋植剂具有很高的可逆性，皮埋剂取出后排卵功能很快恢复。在取出皮埋剂 96 小时左右，妇女的血液中就测不到避孕药左旋 18–甲基炔诺酮了，即取出埋植剂 4~5 天即可怀孕且对胎儿无不良影响。国内有人观察了 3 例分别在取出皮埋剂的第 2、5、7 个月妊娠的妇女，她们足月分娩的婴儿体格、智力发育正常，国外研究也证实 96 名因计划妊娠而停用皮埋剂后怀孕者，正常分娩了健康婴儿。

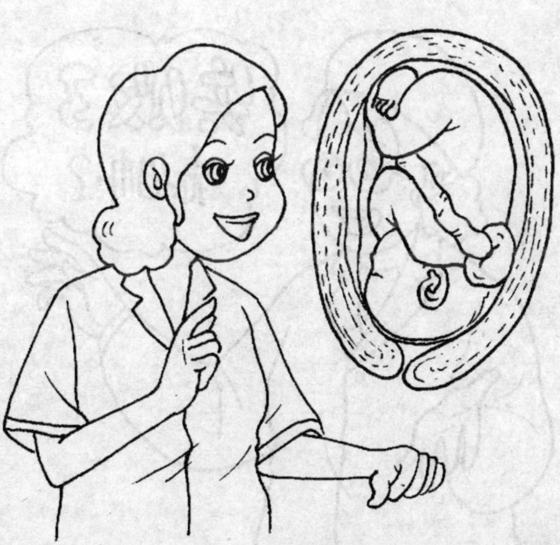

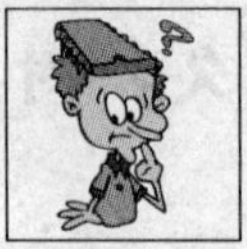

82. 万一皮埋避孕失败怎么办?

目前世界上还没有一种百分之百有效的避孕方法，皮埋也不例外。一旦确定由于是方法失败造成的避孕失败，应立即终止妊娠并取出埋植剂。如果不是方法不当造成的失败而是由于埋前受孕，终止妊娠后可以保留埋植剂。因此，作为受试妇女，应向医生提供准确的相关信息，包括末次月经时间、埋植前使用的避孕方法是否可靠，以帮助医生作出判断，当然医生可以根据胎儿的大小、B 超检查、停经天数等决定是否保留埋植剂或更换其他避孕方法。

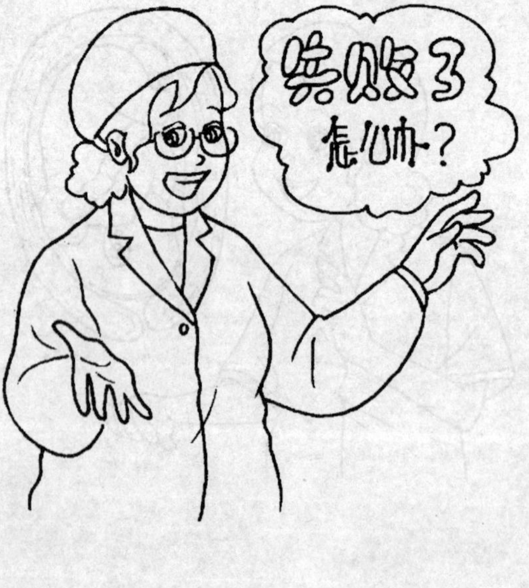

83. 知道什么是最古老的宫内节育器吗？

你相信一块石头可以避孕吗？回答是肯定的。相传，宫内节育器起源于古代，人们在许多世纪以前，已经得知在雌性动物的子宫中放置异物具有抗生育的作用。那时，非洲的商人往返于阿拉伯国家之间进行贸易，他们的运输工具是骆驼，但发情季节的骆驼常在运输途中交配，严重影响了运输队的速度。有个埃及驮夫，将当地盛产的丹石放入了骆驼的子宫，骆驼就不再受孕了，而且当取出丹石后又恢复生育功能。这可能是借助异物放入宫腔避孕的第一发明人了。后来，一个德国医生在一个不孕妇女的子宫内发现了一块骨头，这些事实给了人们宫腔放置异物可以避孕的提示，从而开始了有意识的研究。

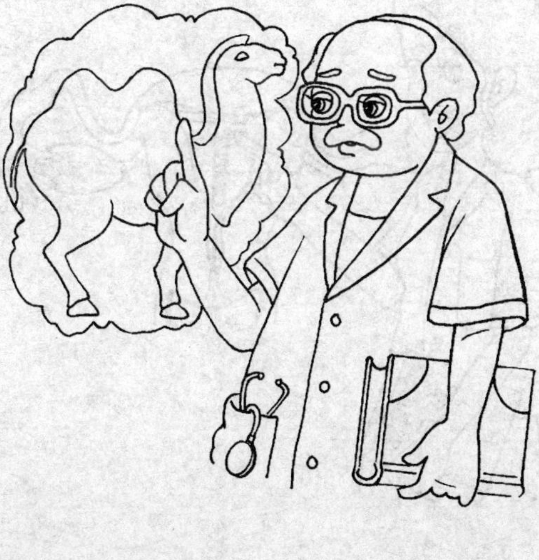

84. 宫内节育器是如何演变和发展的?

1909 年波兰的 Richter 第一个报道了宫内节育器用于人类避孕，将蚕肠丝做成环状放入宫腔；1928 年德国的 Grafenberg 用蚕肠丝和银线制成了六角型的节育器，后由于节育器太软，又以银线做成螺旋圆环，1100 名妇女使用，失败率为 3%，由于宗教的反对和带器引起的感染，未被广泛采用。与此同时，日本的太田氏发现，Grafenberg 的环容易变形，环中心有空隙，受精卵能够着床，于是设计了由塑料制成的车轮状的圆环，并对其进行了不断地改进，1933 年金属太田环开始在日本使用，并在第二次世界大战期间引入日本的占领国使用。1950 年日本的 Dondat 和 Ishihama 成功

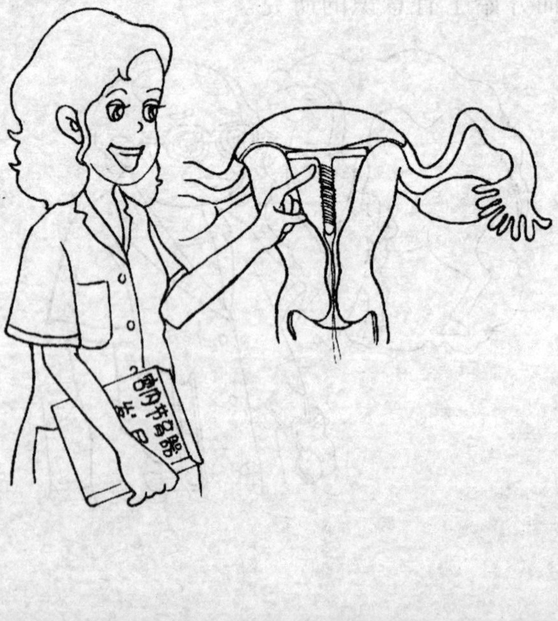

地使用尼龙及聚乙烯制成节育器。19 世纪 50 年代后期，以色列的 Oppenheimer 和日本的 Ishihama 相继报道了他们放置宫内节育器的经验，宫内节育器的价值被重新认识，宫内节育器开始在世界各国广泛使用。1962 年在纽约召开了第一次宫内节育器国际会议，报道了各国使用宫内节育器的经验，其中，美国的 Margulis 首次设计了应用生物惰性塑料做成含钡的盘香圈，可以拉成直条放入宫腔；Jack Lippes 第一个设计带有双股尾丝的蛇形环（Lippes Loop）；1968 年 Howard Tatum 研究了子宫动力学，当子宫收缩时，其宫腔的倒三角形变为近似 T 形的空隙，从而设计了 T 型宫内节育器，减少了脱落。以后又设计了盾形宫内节育器和带铜的 T 型宫内节育器；20 世纪 70 年代以后研制释放孕激素等活性物质的活性宫内节育器，如芬兰生产的左旋 18–甲基炔诺酮宫内节育器。近年来，为了降低节育器出血、疼痛不良反应及解决节育器的脱落问题，又设计出了无支架的吉尼系列宫内节育器。

85. 宫内节育器在我国是怎样研制和发展起来的？

我国从 1957 年开始引入宫内节育器，当时是由日本医学代表团将太田环、金属单环等节育器带入中国，在上海和北京试用，1959 年我国上海开始生产金属单环并在全国推广应用。20 世纪 60 年代

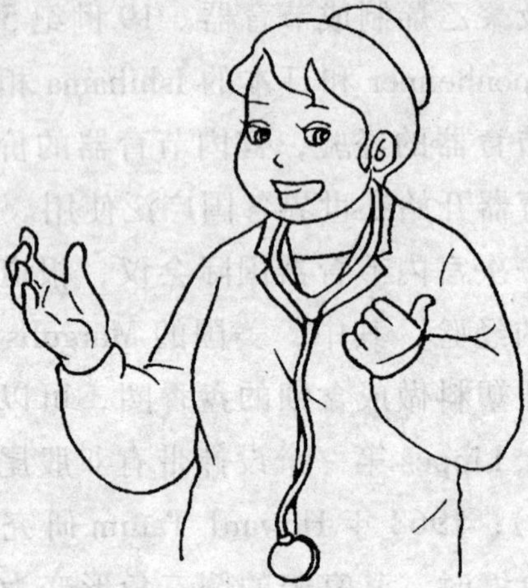

我国研制了大量由金属、硅胶、塑料惰性材料制成的形态各异的宫内节育器，如不锈钢圆环、麻花环及不锈钢宫形环等，由于惰性宫内节育效果有待进一步提高，20世纪70年代以后又研制了带铜带药的活性宫内节育器。如今，带铜宫内节育器是目前使用最广泛的宫内节育器，释放孕激素和止血药的宫内节育器也显示了很好的前景。

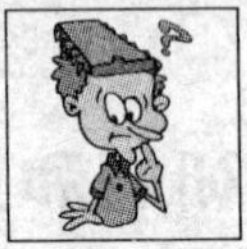

86. 使用宫内节育器有哪些优点？

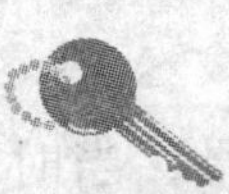

宫内节育器是一种长效的避孕方法，某些带铜宫内节育放置一次可持续避孕5~10年，是一种可逆的避孕方法，取器后很快恢复生育力；对性生活无影响；放置后立即有效；经济；可长期使用；花费低廉；不干扰哺乳；一直可使用到绝经。

87. 哪些妇女最适合使用宫内节育器避孕？

（1）要求生育间隔的妇女。

（2）经产妇。

（3）哺乳期妇女。

（4）不适合使用其他避孕方法，如抽烟妇女或不能使用屏障法和口服避孕药的妇女。

（5）希望长期避孕而又不接受绝育术的妇女。

（6）偏爱一种无须每天使用或每次性交都必须使用的方法。

（7）常规获取避孕药困难的妇女。

（8）使用其他方法不易保护隐私，如秘密保存避孕药具有困难的妇女。

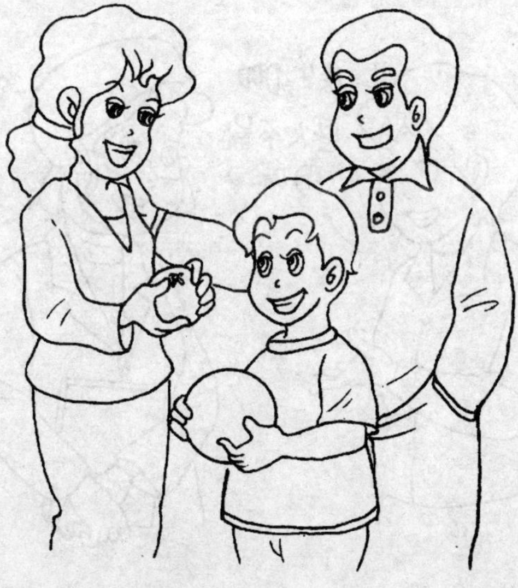

88. 哪些妇女不能使用宫内节育器?

（1）可疑妊娠。

（2）子宫癌、宫颈癌、卵巢癌或其他盆腔器官的癌症。

（3）感染性疾病、盆腔炎、急性宫颈炎。

（4）目前感染性传播疾病，如淋病、衣原体感染。

（5）由于药物或其他原因引起的免疫抑制，如艾滋病。

（6）最近的感染性流产，直到完全感染控制前。

（7）性传播疾病高度危险者，有多个性伴侣或性伴侣有多个性伴侣。

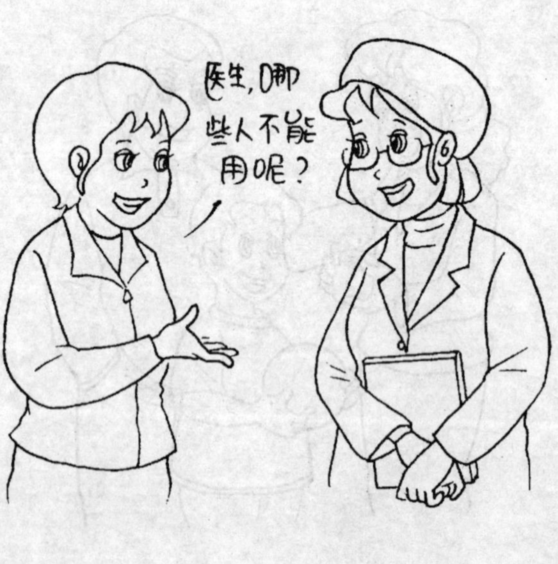

89. 使用宫内节育器的相对禁忌证有哪些？

（1）有心脏瓣膜病或亚急性细菌性心内膜炎病史。

（2）有宫外孕病史。

（3）中度或严重贫血。

（4）月经血量过多/严重痛经。

（5）铜过敏。

（6）有盆腔炎和宫外孕史的未产妇。

（7）不明原因的阴道流血。

（8）不易控制的糖尿病。

（9）先天性子宫畸形或子宫良性肿瘤（如纤维瘤）使宫腔形态异常。

（10）严重的全身性疾病：风湿热病史，严重贫血，

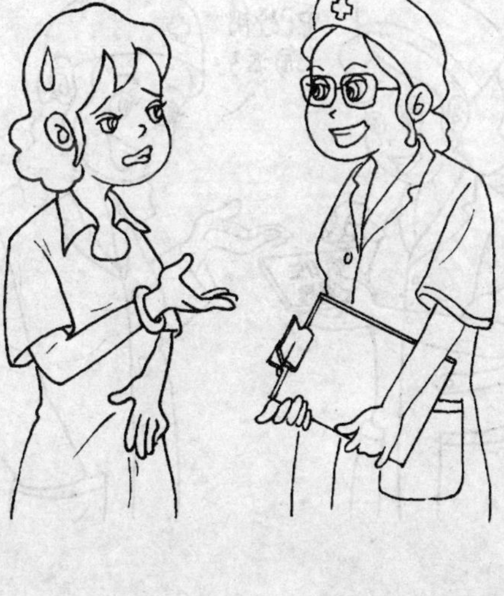

肝炎的活动期，肝硬化失代偿期，肝脏肿瘤，缺血性心脏病（含孕激素的宫内节育器）。

（11）子宫腔过大或过小：子宫腔深度大于 9cm 或小于 5.5cm（除人工流产外）暂不宜放置宫内节育器，放置后易出现脱落、嵌顿或出现严重不良反应；

（12）产后 48 小时至 4 周内。

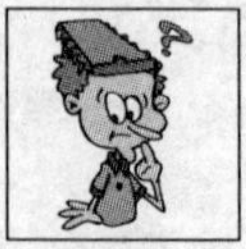

90. 什么是惰性宫内节育器？为什么要淘汰它？

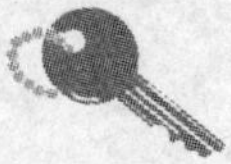

我国从 1957 年开始研制和使用宫内节育器（IUD），第一代宫内节育器主要是惰性材料如金属、硅胶、塑料等制成的，其中，国内广泛使用的有不锈钢单环、塑料节育环和不锈钢麻花环，国外使用较多的是蛇形和盾形节育器。为了提高效果，减少脱落

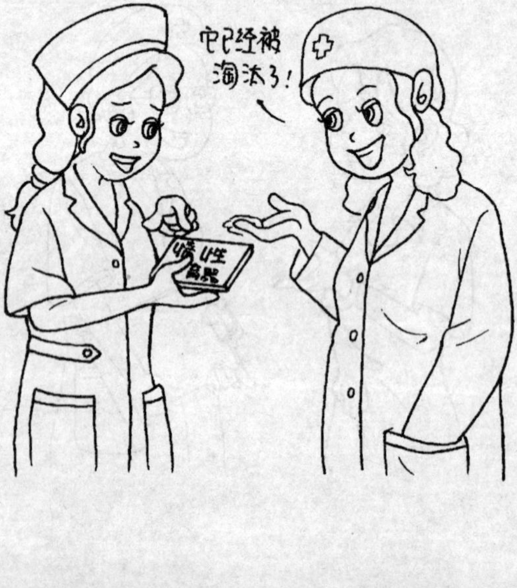

率、带器妊娠率和因症取出率，对节育器的形态、结构和材料进行了研究，发展了带铜带药的活性宫内节育器，提高了宫内节育器的有效率和延长了放置时间，使宫内节育器放置一次，避孕多年，具有安全、简便、经济、可逆等优点。由于惰性宫内节育器的脱落率、带器妊娠率和因症取出率高，继续存放率低，国家计生委于1993 年决定用活性宫内节育器取代惰性宫内节育器。

91. 目前世界上有多少人在使用宫内节育器？

目前全世界约有 8000 万妇女使用宫内节育器，其中 7000 万为中国妇女，我国宫内节育器的使用者约占采取避孕措施育龄夫妇的 40%~50%。

92. 目前使用中的宫内节育器有哪些类型？

（1）带铜宫内节育器：是目前使用最广泛的一类活性宫内节育器，常用的带铜宫内节育器主要有：TCu220C、VCu200、带铜宫型宫内节育器及 TCu380A 母体乐铜（MultiloadCu375）等。带铜宫内节育器利用铜对精子或受精卵的杀伤作用，在宫内节育器支架上加上了铜丝或铜套，增加了避孕效果。但是随着铜表面积的增大，其出血、疼痛的不良反应也逐渐增大。

（2）释放孕激素的宫内节育器：利用高分子材料制成的缓释系统，将载于宫内节育器的孕激素缓慢恒定地释放到子宫腔内，提高避孕效果，并可有效地减少子宫出血。目前研制的释放左炔诺孕酮的节育器，日释放20μg，其避孕效果与TCu380A相似，有效期大大延长，使用5年后仍有40%的左炔诺孕酮未释放。这种宫内节育器妊娠率及脱落率低，而且减少出血，尤其适合经量过多的妇女使用。其不良反应主要是点滴出血和闭经。

（3）释放其他药物的宫内节育器：我国研制生产了释放消炎痛的宫内节育器，如上海的γ型宫内节育器，经临床证实可有效地控制宫内节育器放置后的经量增加，尤其是放置半年后的经血增加。

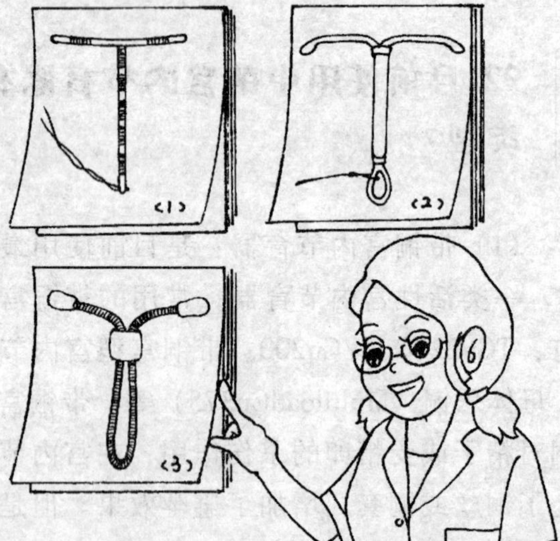

93. 宫内节育器的避孕效果如何？

宫内节育器的避孕效果与其本身的性质有关，目前几种铜表面积超过 300mm^2 的宫内节育器如 TCu380A、母体乐 Cu375 的避孕效果较为满意，TCu380A 使用 5 年的妊娠率为 1.5/100 妇女年，可有效使用 10 年以上，被国际上誉为“可逆的女性绝育方法”。

与 TCu380A 同期观察的 TCu220C 5 年妊娠率为 4.0/100 妇女年。

94. 宫内节育器是怎样起到避孕作用的？

宫内节育器的避孕原理至今尚未完全明确，主要有以下几方面：

（1）改变宫腔内环境不利于受精和着床　放置 IUD 后，子宫内膜受机械性的压迫和损伤，引起无菌性炎症反应，局部白细胞、吞噬细胞增多和这些细胞的裂解物使子宫腔液的生化环境发生变化，不利于受精卵着床。

（2）带铜宫内节育器　铜离子使子宫内膜的无菌性炎症反应加重，并干扰着床必须的酶系统活性，不利于受精卵的着床及囊胚发育。铜离子还可能改变宫颈粘液

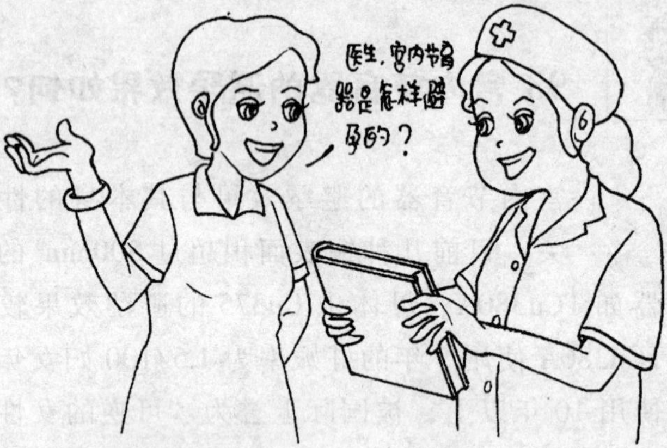

的生化特性，影响精子的活动、获能，从而进一步增强避孕效果。铜离子还能直接杀伤精子和受精卵。

（3）含孕激素的宫内节育器　干扰子宫内膜的正常周期变化，不利于着床；同时还可影响精子的运送或获能。含高剂量的左炔诺孕酮的宫内节育器，还可能抑制排卵，改变宫颈粘液性质，不利于精子穿透等。

（4）其他机制　如前列腺素的产生，内膜的激素受体变化，纤溶活性增强，输卵管蠕动增强使子宫内膜与受精卵发育不同步等，尚待进一步研究。

95. 放置宫内节育器合适的时间有哪些？

（1）月经净后 3~7 天放置宫内节育器，为常规和最佳的放置时间。

（2）无保护性交后 120 小时内放置，可作为紧急避

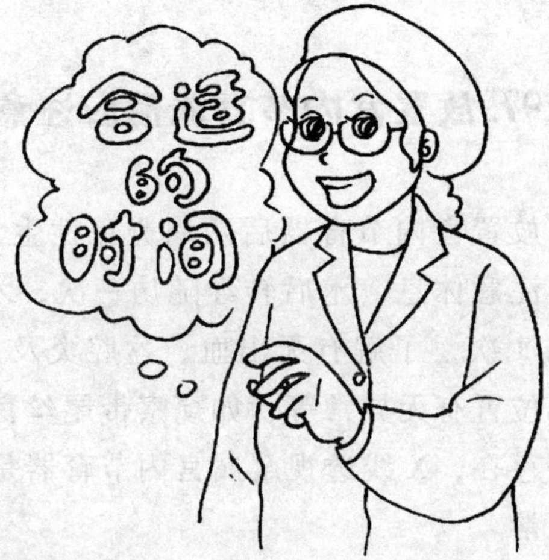

孕和常规的避孕方法。

（3）产后即时放器或产后 42 天、剖宫产术时或术后半年、哺乳期闭经者排除妊娠后放器。

（4）人工流产同时放置宫内节育器：早孕人流、钳刮、中孕引产术时，自然流产转经后。

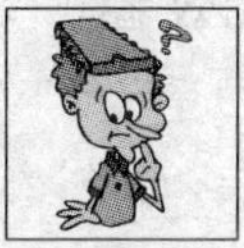

96. 育龄妇女在放置宫内节育器前应做哪些准备？

（1）接受医生或计划生育服务提供者的病史询问，选择适合自己使用的宫内节育器。

（2）进行必要的体格检查和妇科检查。

（3）除放置宫内节育器作为紧急避孕外，应在放置宫内节育器前禁止性生活 3 天。

97. 放置宫内节育器后应注意什么？

放置宫内节育器后两周避免性生活及盆浴，注意休息，术后转经随访一次，术后3和6个月各随访1次，了解有无出血、盆腔炎及月经改变、宫内节育器位置有无异常等，如窥察带尾丝宫内节育器的尾丝是否存在，X线透视金属宫内节育器是否存在或位置是否正常。

98. 在哪些情况下应该取出宫内节育器？

（1）计划再生育者。

（2）宫内节育器放置年限已到，更换新器。

（3）宫内节育器副反应或并发症，经处理无效者。

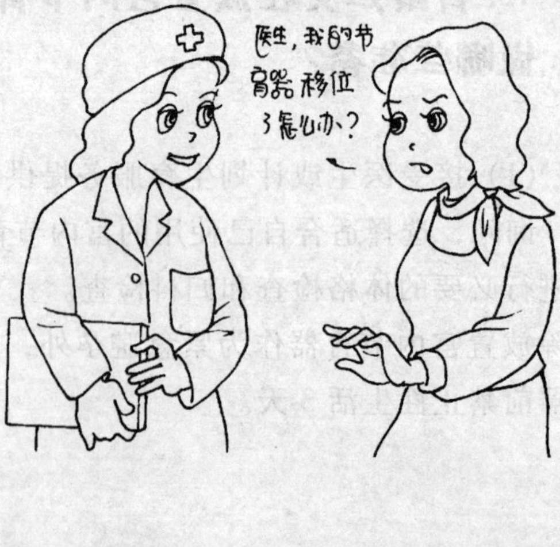

（4）宫内节育器移位或变形者。

（5）要求改用其他避孕方法或绝育者。

（6）已绝经或丧偶者。

（7）带器妊娠者。

99. 在哪些时间可以取出宫内节育器？

（1）月经净后 3~7 天，如为因症取出则随时可取环，出血疑有感染者应于手术前后给予抗生素。

（2）带器妊娠者可在人工流产时取出，偶有极个别带环妊娠至足月分娩者，在分娩的第三产程时多与胎盘一起娩出，未排出者在分娩后应取出或子宫复旧后再取出。

100. 取出宫内节育器后应注意什么？

（1）育龄妇女取器后应落实其他节育措施。

（2）术后禁房事、盆浴 2 周。

（3）术时出血多或取出困难反复操作者，术后应用抗生素和止血药。

101. 为什么有的人使用宫内节育器的避孕效果好，而有的人则不尽如人意呢？

在计划生育门诊经常听到一些妇女抱怨，别人上环很好，可是自己上环不服，不是脱落，就是带器妊娠。那么宫内节育器使用失败的原因是什么呢？宫内节育器脱落的原因是多方面的，原因之一可能是选择的宫内节育器的形状及大小与宫腔不相适应，支撑力弱；还有可能与医生的放置技术有关，放置时节育器未达宫底或宫内节育器后移至子宫下部均易导致脱落；另外，带器妇女的个体差异与脱落有关，年轻、性生活活跃的妇女及产后、引产后、哺乳期放置宫内节育器的妇女，宫内节育器易脱落。宫内节育器的移位，使其不能发挥良好的避孕作用而产生意外妊娠。作

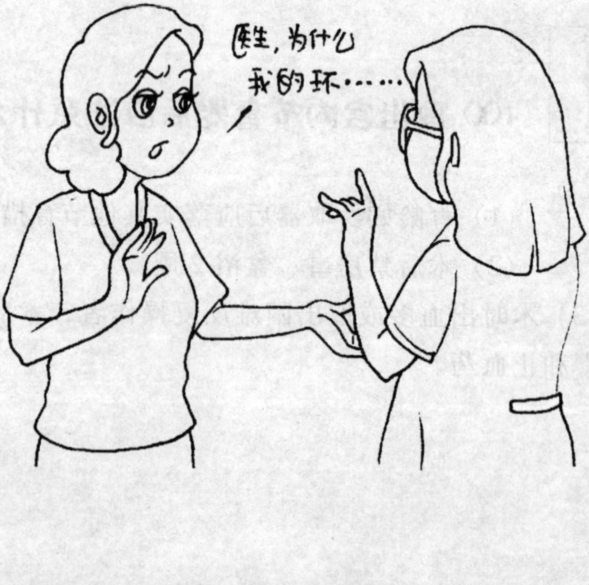

为使用节育器的妇女在再次使用节育器时，应告诉医生曾经使用过的宫内节育器的类型、放置的时期，以便选择合适的宫内节育器和在合适的时期放置，以保证避孕效果。

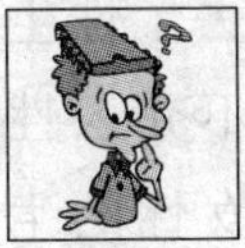

102. 使用宫内节育器会影响今后的生育能力吗？

宫内节育器放置在宫腔内，通过局部作用起到抗着床的作用。宫内节育器不影响卵巢功能，也不影响体内的正常代谢，因此当取出后妇女的生育能力可以很快恢复。放置宫内节育器要求再生育而取出者，取出后 12 月内妊娠者占 70%以上。国外研究报告，第一胎后使用宫内节育器与输卵管性继发性不孕无关。

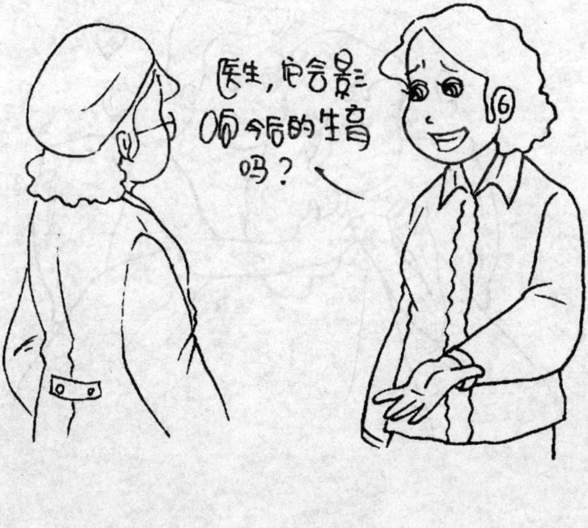

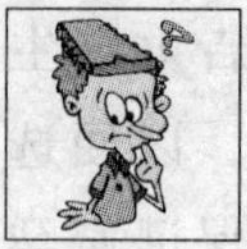

103. 使用宫内节育器会影响性生活吗？

放置宫内节育器避孕的一大优点就是不干扰性生活。大部分夫妻由于放器后免去了性生活可能带来妊娠的恐惧，加上该方法使用，不介入性交的过程，所以更能享受性生活的快乐。从女性的生理上说，阴道是女性主要的性器官，也是性交的场所，节育器是置于宫腔内的，所以不会影响阴道的生理功能。但是带有尾丝的宫内节育器，如果出现宫内节育器下移或者由于操作不当如尾丝留置太长，丈夫在性生活时生殖器接触到尾丝可能有些疼痛不适。出现这种情况应立即去医院或提供放器服务的部门检查，根据原因作相应处理。

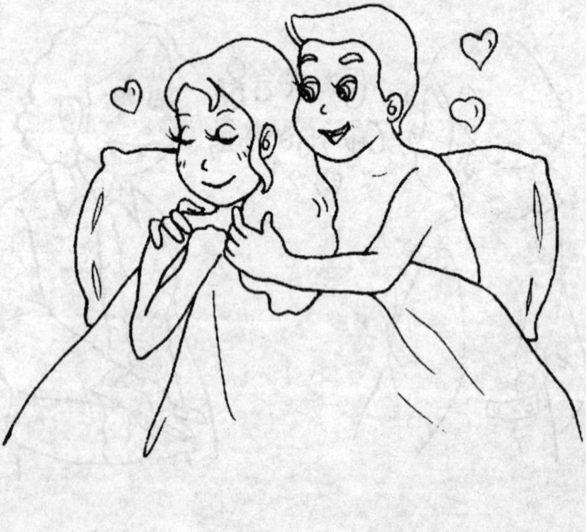

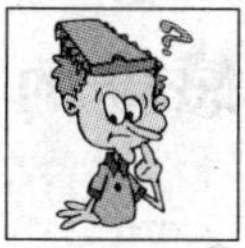

104. 为什么必须终止带器妊娠?

一般来说，带器妊娠多为非意愿妊娠，在中国放置宫内节育器的妇女多为有过一个孩子的母亲，因此对于这样一个不期而至的胎儿，在发现怀孕前可能已经历了不良因素的侵害，如病毒、药物、X线及烟酒等；另外，节育器作为异物放置宫腔不利于受精卵的着床，国外多篇报道带器宫内妊娠者如不取出节育器，其发生自然流产、感染性流产、死胎、早产及低体重儿均增加，国内也发现带器妊娠后节育器套在胎儿颈、躯干及肢体上等，导致胎儿发育障碍，故发生了带器妊娠应及早终止。

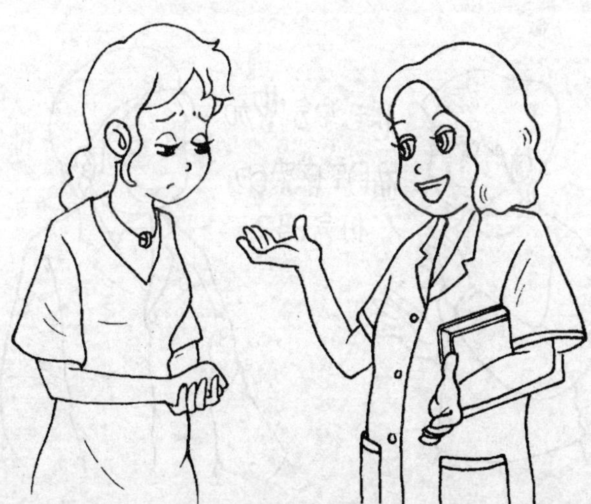

105. 宫内节育器会增加盆腔感染的机会吗?

国内盆腔感染的发病率低，据报道占 0.5%~2%，其中多数并不严重。国外流行病学研究认为宫内节育器增加盆腔感染的危险，而国内尚未见同类报道。有人认为国外盆腔感染发病率高，与其性传播疾病有关，而不是放置宫内节育器的原因。过去认为国外的达尔康盾形宫内节育器因其尾丝为多股尼龙丝，可使盆腔感染的危险增加，目前的宫内节育器采用单股尼龙丝，通过大量的临床观察，目前无迹象表明宫内节育器的尾丝可导致盆腔感染。

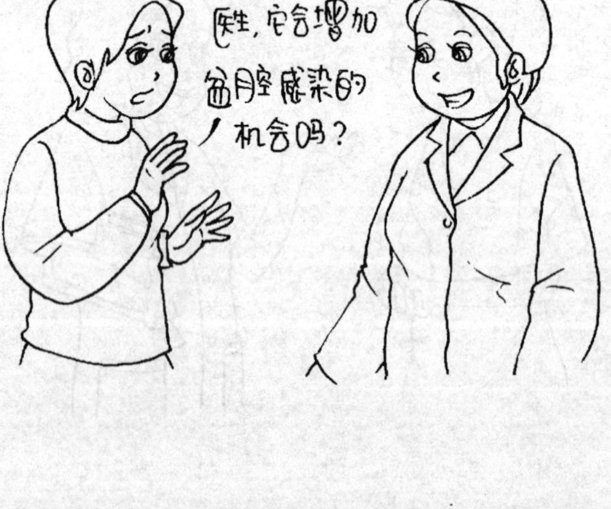

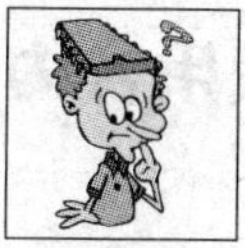

106. 宫内节育器会增加宫外孕的发生率吗？

宫内节育器能否增加宫外孕发生率的问题，一直受到国内外的关注。最新的研究表明，目前宫内节育器使用者与不避孕者相比，并不增加异位妊娠的危险性。多数宫外孕的流行病学研究说明，宫内节育器与其他节育方法一样，能够防止宫内孕和宫外孕。上海市通过14所医院，对802例宫外孕病例，进行流行病学研究，结果说明宫内节育器不增加宫外孕的危险性，但对带器妊娠者，则宫外孕和宫内妊娠之比增加。有研究显示带器妊娠者其宫外孕和宫内妊娠之比约1:30，其他妇女约1:125。世界卫生组织经过科学的分析，认为带器后异位妊娠的增加是由于性传播疾病等其他因素所致。

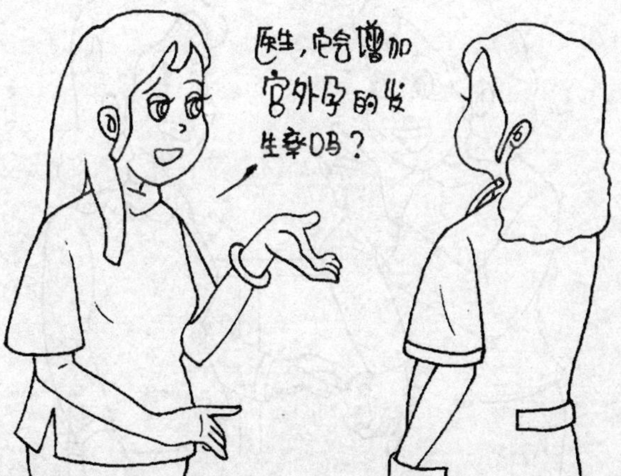

107. 平时月经过多的妇女能使用宫内节育器吗？

很多妇女都知道放置宫内节育器后可以出现月经过多，特别是有过“上环”和使用其他避孕方法体验的妇女，她们往往会告诉自己的姐妹，上环后出血多会导致贫血，而且出血太多还会使宫内节育器脱落等等，她们会把自己的这些“高见”告诉姐妹们，提醒月经过多者最好不要使用宫内节育器。但是，她们的这种观念已经落伍了。科学家们早已研制出了既可以避孕又能够治疗月经过多的宫内节育器。能够防止出血过多的宫内节育器有两种，一种是释放孕激素的宫内节育器，其利用高分子材料制成缓释系统，将载于宫内节育器的孕激素缓慢恒定地释放到子宫腔内，提高避

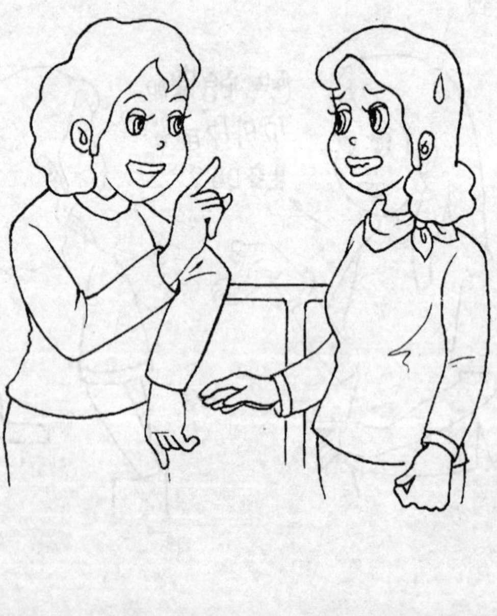

孕效果，孕激素使子宫内膜萎缩，出血减少，例如芬兰生产的左炔诺孕酮宫内节育器，每日释放左旋18-甲基炔诺酮20μg；另一种是释放止血药的宫内节育器，如含消炎痛的Y型宫内节育器和药铜165，前者含消炎痛25mg，后者含4mg，此两种节育器都是上海研制生产的。如果月经过多或担心放置宫内节育器后出血量增加，建议使用含孕酮或含止血药的宫内节育器。

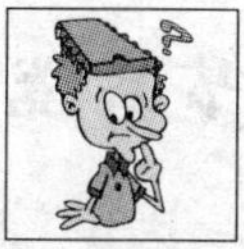

108. 子宫柔软的哺乳期妇女宜使用哪种宫内节育器？

经专家论证推荐的首选带铜宫内节育器有TCu380A、TCu220c及带铜宫型宫内节育器。在这些宫内节育器中哺乳期妇女可首选母体乐宫内节育器，这种宫内节育器原产于荷兰，商品名称Mutltuload，

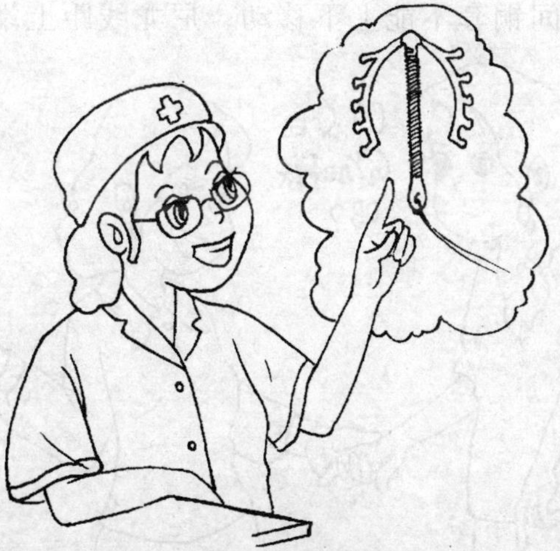

我国自荷兰引进后，由南京欧加农公司及湖南计生所生产出自己的产品。这种宫内节育器采用聚乙烯做成支架，中直杆上有铜丝，末端带有两股尾丝，两侧臂为柔软可弯曲的尼龙材料，能随子宫的收缩而收缩，随子宫的舒张而弹展。两臂外侧各有5个小齿，因而脱落率低，又因其独特的造型设计，适于子宫柔软的哺乳期妇女使用。

109. 听说过一种新型宫内节育器 GyneFix 吗?

这种宫内节育器由比利时妇产科医生设计，其对以往使用的宫内节育器进行了改造，使用了无支架的柔性固定结构。它是以表面积为330mm^{2}的6个铜套串在一条尼龙线上，上下端铜套模压固定在线上，使中间铜套不能上下移动；尼龙线距上端铜套1cm

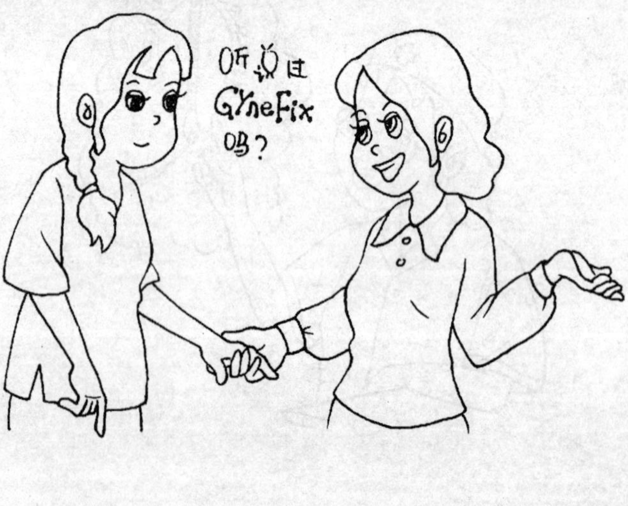

处有一小结，下端作为尾丝。放置时需要使用特制的放置器。放置器为带有小叉的直针，下端有针柄和保护器，针可穿过铜套的内芯，放置时将尼龙线结固定于宫底肌层内 1cm。这种宫内节育器的优点是解决了支架对子宫内膜损伤引起的出血、疼痛等副作用；柔软性好，可屈曲，随子宫的变化而变化，身体更舒适；采用固定式，脱落率低。GyneFix 宫内节育器有系列产品，分别用于月经间期放置、人工流产后即时放置及产后即时放置的产品。这种宫内节育器的放置需要经过专门培训。

110. 放置宫内节育器会痛吗？

放置宫内节育器时可能会出现下腹疼痛，但疼痛轻微，多为宫内节育器通过宫颈口时的扩张痛。术后一些妇女也会出现疼痛，为放置宫内节育

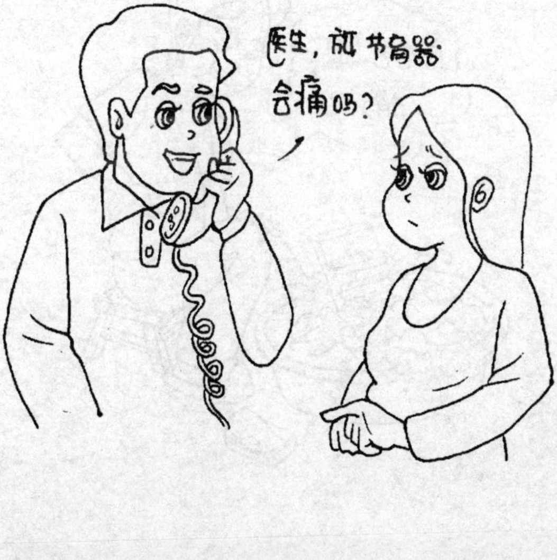

器常见的不良反应，宫内节育器刺激子宫引起子宫收缩产生的疼痛。如果使用者出现较强的痉挛或突发性痉挛，应检查使用者是否受孕（宫内孕或宫外孕），是否有生殖道的炎症、节育器移位及穿孔、部分脱落、嵌顿或其他妇科问题，发现这些情况必须立即治疗。如果放置宫内节育器后疼痛不严重，可以忍受，通过理疗、抗感染等方法以缓解疼痛；如疼痛不能忍受，应取出宫内节育器并改用其他避孕方法。

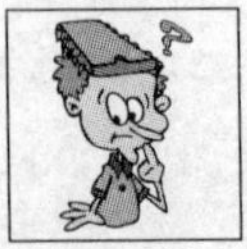

111.放置宫内节育器后会引起腰痛吗？

临床上常听到一些妇女说“带环”后腰痛，宫内节育器作为一种异物，刺激了子宫，引起子宫收缩发生腰腹痛。上环后腰痛的原因可能有几

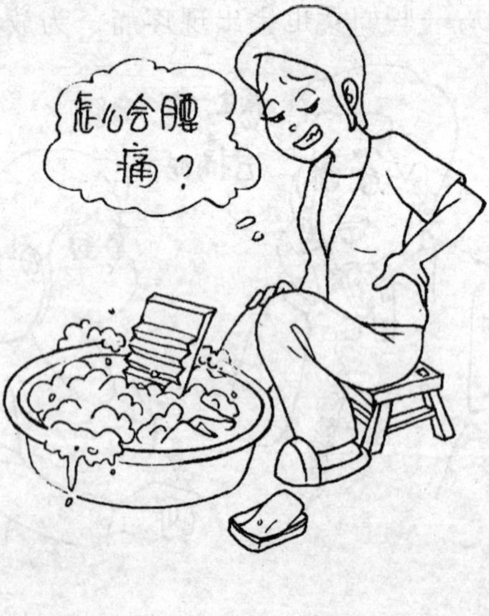

种，一是宫内节育器过大，放置位置低；放置后休息不好，过早参加了重体力劳动，故临床常见农村带器妇女腰痛的发生率相对高些；另外的原因可能是本身的炎症或术时消毒不严引起感染。因此带器后出现腰痛，首先考虑是否为上述原因，如能排除，可考虑其他个人因素或相关疾病。可给予解痉药或消炎痛等对症处理，不能缓解者宜取出或更换小号宫内节育器。

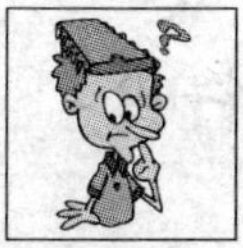

112. 宫内节育器会长在子宫肉里吗？

有些妇女担心放置节育器后，节育器会长在子宫里。其实这种担心是多余的。因为宫内节育器放置在宫腔内主要与子宫内膜相接触。子宫内膜每月在月经来潮时剥脱一次，月经后再增生，下次月经时又剥脱排出，循环往复。如果宫内节育器选择合适，

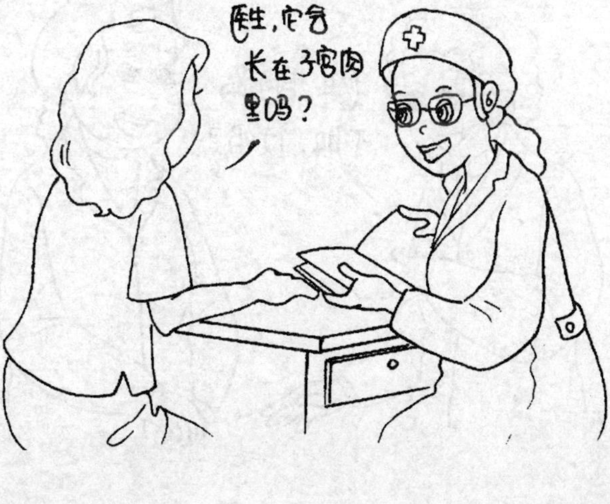

或放置时无生殖道的炎症及感染，或绝经期妇女及时取出，一般不会长在子宫里的。使用带有尾丝的宫内节育器，取出时只要轻拉尾丝，节育器很容易被取出。个别情况下节育器与宫腔形态不相适应或绝经后妇女子宫萎缩，节育器可能会嵌顿在子宫肌层造成取器困难，但一般有经验的医生或在宫腔镜下都可以取出。

113. 宫内节育器放置期满不取行吗？

多数宫内节育器的使用期限都是根据节育器材料的性能进行推算的，为保证避孕效果，节育器放置期满应该取出，重新放置或更换其他避孕方法。对于绝经期的妇女，为避免绝经后子宫萎缩造成的节育器嵌顿，应在绝经半年内取出宫内节育器。

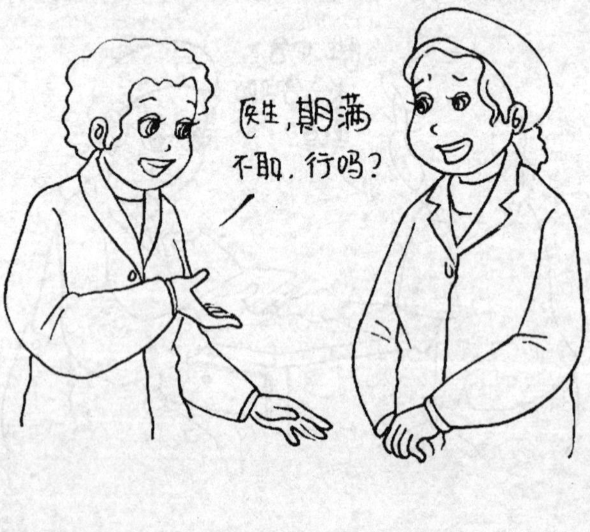

114. 放置宫内节育器有哪些不良反应？

宫内节育器的主要不良反应为出血和疼痛。出血表现为月经血量增多，经期延长和点滴出血，多发生在术后的 1 年内，尤其是最初 3 个月；疼痛表现为下腹痛和腰部酸痛等。月经血量增多不但能导致贫血或加重贫血，影响妇女健康，也易引起宫内节育器的移位或脱落，因而增加不良反应的严重程度，并影响避孕效果。

115. 如何处理放置宫内节育器后的出血不良反应？

放置宫内节育器后常常会出现月经血量增加，甚至超过正常经血量的一倍以上，以及经期延长、点滴出血等不良反应，处理的方法主要是对症治疗、取出或更换新的宫内节育器。

（1）氟灭酸：0.2g，qid 经期开始服药，共 3~5 天，需连续服药 2~3 疗程。

（2）消炎痛：0.25mg，qid 共 3~5 天，需连续服药 2~3 疗程。

（3）止血环酸：1~2g，tid 经期开始服药，共 3~5 天，需连续服药 2~3 疗程；肌注量为 0.2g，bid，也可与

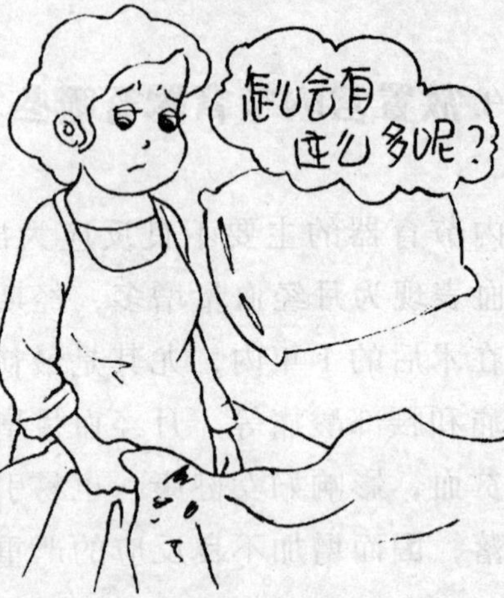

氟灭酸联合应用增强效果。

(4) 其他如中药止血药、抗炎药物等，月经过多者可适当补充铁剂。

经对症治疗无效者，可以取出宫内节育器或更换带药的宫内节育器，如含有消炎痛的Y型宫内节育器及含左旋18-甲基炔诺酮宫内节育器，可明显减少月经出血量，后者的效果尤其显著。

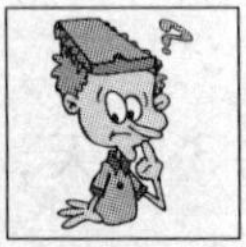

116. 怎样预防宫内节育器不良反应的发生?

首先在放置时应严格掌握放置节育器的适应症，放置节育器前，应根据宫腔的大小形态，选择适当型号的宫内节育器，以减轻不良反应的发生，实际操作时应注意无菌操作和正确放置不同类型的

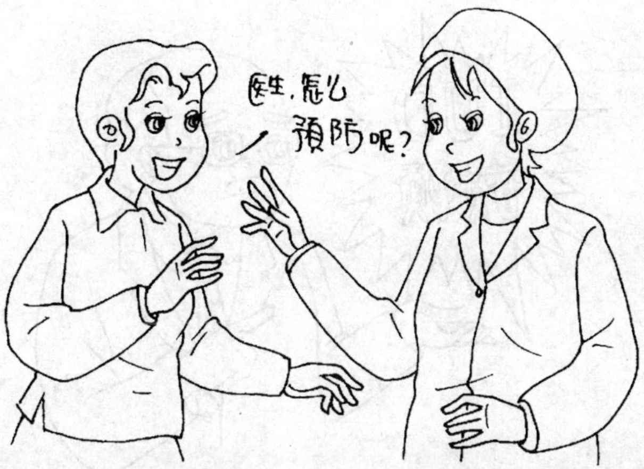

宫内节育器，必要时扩张宫颈，以减少宫颈管和内膜的损伤，掌握子宫的位置并准确探测宫腔深度，使宫内节育器展平并放置在子宫底的正中部位。

117. 放置宫内节育器出现节育器嵌顿，怎么办？

节育器放置时损伤宫壁，或所选用的节育器过大、表面光洁度不好，放置后引起损伤是导致节育器嵌顿的主要原因。为了避免出现节育器嵌顿，术前应选择与子宫大小合适的节育器，放置节育器手术操作要稳、准、轻，切勿粗暴损伤子宫内膜或浅肌层，若发现有潜在感染因素时，流产后或产后不宜放置宫内节育器。出现节育器嵌顿应根据嵌顿部位、深浅，决定处理方式。如发生在子宫内膜下，可先用刮匙刮除

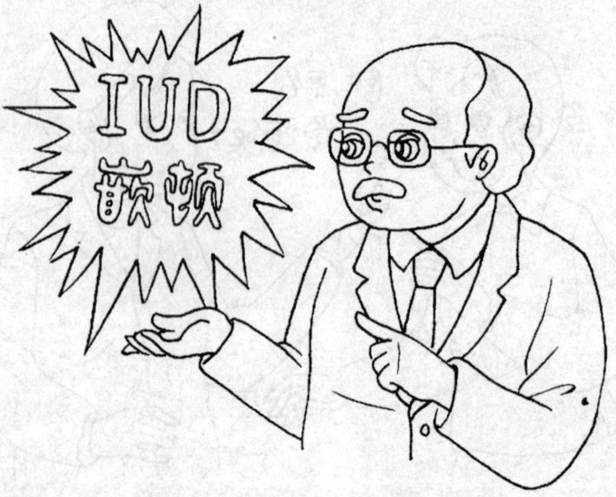

内膜，然后取出节育器；如果累及子宫浅肌层，可经阴道自子宫颈口钳住节育器轻轻外拉；如为不锈钢金属单环，可抽丝取出。有条件的可宫腔镜下取出。如节育器埋于浆膜层，应先将节育器定位，然后开腹取出。

118. 放置宫内节育器后如果出现子宫穿孔，怎么办？

放置宫内节育器引起的子宫穿孔，虽然发生率低，但却是后果严重的并发症。发生原因主要是术前未查清子宫大小与位置，术时用力不当，直接造成穿孔，如果对子宫位置的前屈、后屈检查错误，易造成峡部穿孔；如果是子宫大小检查错误，易造成子宫角部穿孔；产后 12 周内及哺乳期子宫软、壁薄，此时放置节育器易造成穿孔；节育器可异位于腹腔、阔韧

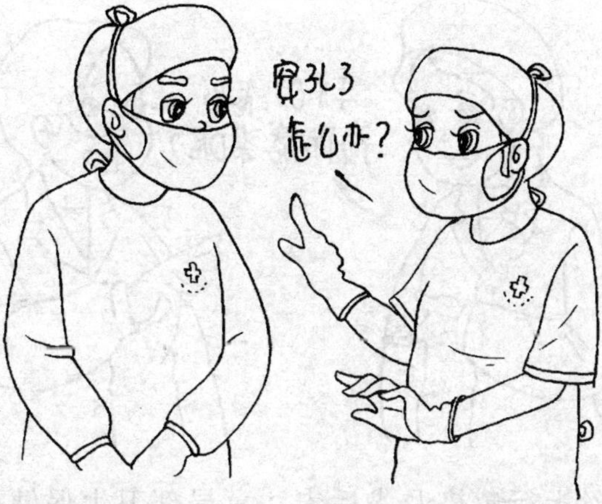

带、子宫直肠凹等处。为了避免放置宫内节育器时子宫穿孔的发生，术时务必查清子宫位置和大小，如果是哺乳期及分娩后放置，由于此时子宫质软壁薄，放置宫内节育器时，可刺激乳头或肌注催产素使子宫在收缩状态下放置；高度前屈或后屈子宫，放置节育器前，应尽量利用手法将屈曲部位伸展，辅以钳夹宫颈牵拉。如术时发现子宫穿孔，同时伴有急腹症表现的应立即手术；一般情况下宜择机经阴道或腹腔取出。

119. 放置宫内节育器会引起感染吗？如何处理？

术前无生殖道炎症，放置宫内节育器 2 周内发生盆腔炎或生殖器官炎症的，可以诊断为放置宫内节育器引起的感染。放置时无菌操作不严或节

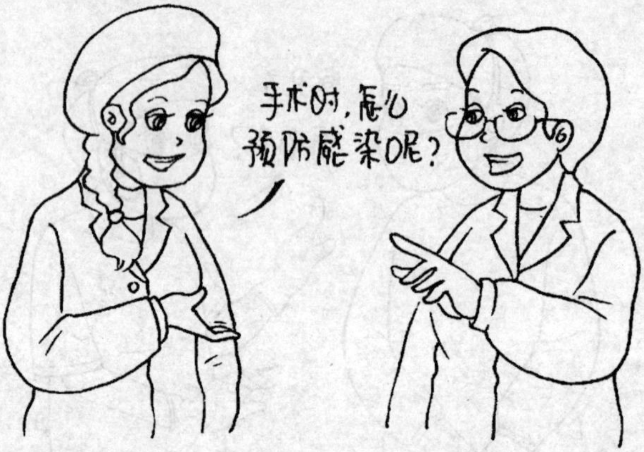

育器尾丝上行感染及术后未注意局部卫生保健是引起感染的主要原因。为了预防感染的发生，应严格操作规程，术时手术器械及节育器不要接触外阴和阴道，放置后注意外阴、阴道和性生活卫生，有盆腔炎病史者应慎用节育器，最好选用其他的避孕方法。一旦发生了感染应积极对症及抗炎治疗，一般多可治愈，如治疗无效可取出节育器。

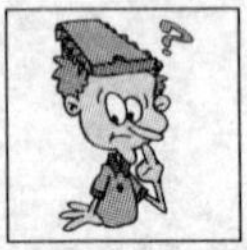

120. 哪些情况下放置宫内节育器后易致脱落？

导致宫内节育器脱落有两方面的原因：一方面与接受者本人的个体情况有关，如接受者年龄、产次，另一方面与宫内节育器的类型及放置技术不当有关。年轻、产次少子宫结构紧密，收缩力强者及年轻性生活活跃者易脱落；子宫颈内口松弛者易脱落；

重体力劳动，从事运动员等活动度大的职业者易脱落。T型、宫腔型等适合宫腔形态的节育器及支撑力高的节育器脱落低；宫内节育器放置时，如大小选择不恰当，或未送达子宫底部易致脱落。

脱落多发生在放器后的第一年，尤其是开始的3~6个月，因而定期随访是发现脱落的重要措施。为解决脱落问题，目前已研制成功了吉尼（GyneFix）系列宫内节育器，是将6个铜套固定在一根聚丙烯手术线上，顶端有一结节，放置时需用专门的放置器，将手术线的线节刺入宫底的肌层中，将宫内节育器固定于宫底。吉尼宫内节育器分月经期、产后、流产后即时放置几种，由于其放置方法不同于其他类型的宫内节育器，需对放置人员进行专门培训。

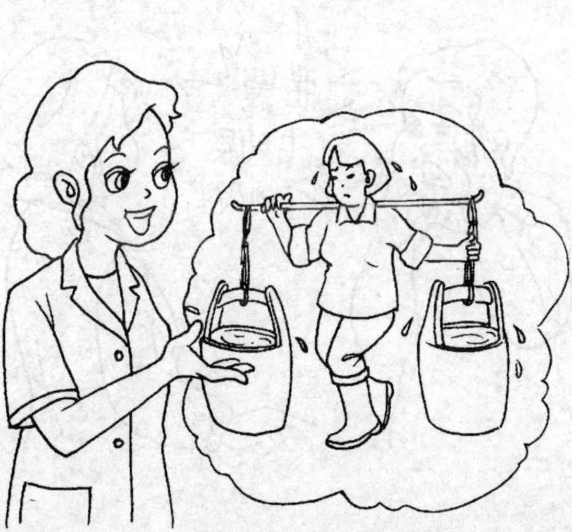

121. 哪些情况下易出现带器妊娠？

放置技术失误，如双子宫在放器前未能查出，节育器仅放入一侧宫腔；或IUD未放至宫底；或节育器未放正，出现偏斜、折叠；与放置的宫内节育器的种类有关，如活性节育器的带器妊娠率低于惰性节育器；也和节育器与子宫内接触面积大小有关。

带器妊娠易增加妊娠并发症发生，因而一旦诊断成立，应终止妊娠，同时取出节育器。

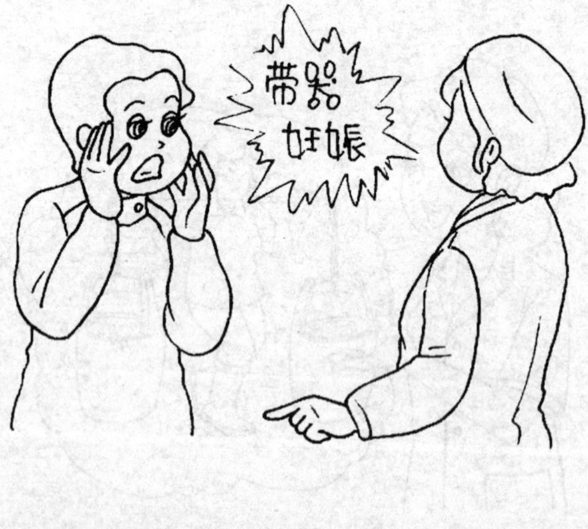

122. 什么叫屏障避孕法?

屏障避孕法，即是应用工具、药物等方法阻止精子与卵子结合的避孕方法。在甾体避孕药和宫内节育器未出现之前，屏障避孕法是应用最多的一种避孕方法，避孕药和宫内节育器推行使用以后，由于这两种方法不影响和限制性生活，所以得到广泛应用，但是一部分妇女害怕避孕药和节育器的副作用或有禁忌证，不愿或不适宜采用避孕药或节育器，这部分妇女适合采用屏障避孕方法。

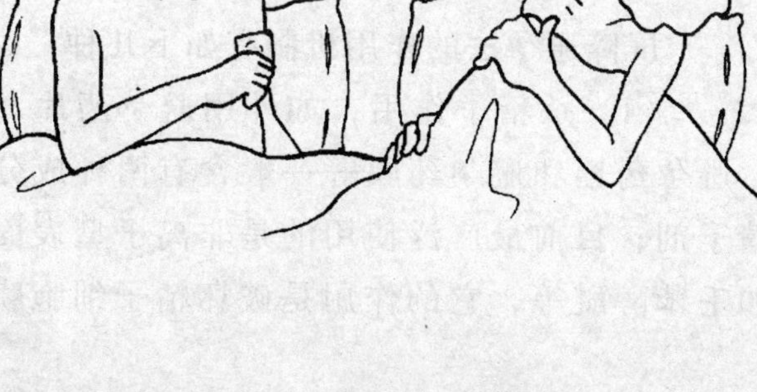

123. 屏障避孕法的优点是什么？

屏障避孕方法作用于局部，仅在性生活前后使用，不影响和干扰机体的内分泌及生理功能。

124. 屏障避孕法有哪几种？

屏障避孕法有以下几种：

（1）外用避孕药物，如避孕药片、避孕药膜、避孕药栓和避孕药膏和阴道海绵塞等。

（2）外用避孕工具，如宫颈帽、阴道隔膜、阴道海绵塞和女用避孕套等。

125. 屏障避孕法的作用原理是什么？

屏障避孕法的作用机制有如下几种：

（1）杀精子作用，如外用避孕药片、避孕药膏、避孕药栓和避孕药膜等一般含有两种成分，一是杀精子剂，目前最广泛使用的是非离子型表面活性剂，如壬苯醇醚等，它的作用是破坏精子细胞膜，使

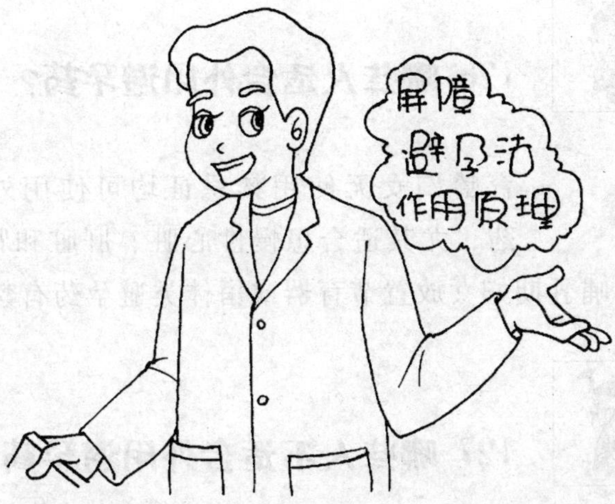

其失去生存能力，另一种是杀精子药物的载体基质，如泡沫剂或霜剂等，其本身具有的物理性质可以消耗精子的能量或在宫颈口形成泡沫或薄膜，阻挡精子进入宫腔，产生避孕作用。

（2）机械屏障作用，如阴道隔膜、宫颈帽和女用避孕套，性生活前放置正确的部位，阻止精子进入宫腔而达到避孕作用。

（3）杀精作用和机械屏障作用联合应用，如阴道海绵塞或宫颈帽、阴道隔膜合用杀精剂等，可以提高避孕效果。

126. 哪些人适合外用避孕药？

育龄妇女无使用禁忌证均可使用外用避孕药，尤其适合患慢性心脏、肝脏和肾脏疾患者，哺乳期妇女放置节育器或甾体类避孕药有禁忌者。

127. 哪些人不适合外用避孕药？

阴道过度松弛，会阴重度撕裂，子宫Ⅱ°以上脱垂不宜使用外用避孕药；急性或亚急性阴道炎、宫颈炎，不宜使用外用避孕药，应治愈后再用；对杀精子剂或其附加剂如泡沫、胶冻或片剂过敏者不宜使用外用避孕药。

128. 外用避孕药的优、缺点有哪些？避孕效果如何？

外用避孕药使用简单，杀精剂是安全的，已证实无全身副作用及局部严重反应，不需要处方和会诊就可以购得，对于性生活不频繁的夫妇很方便。适合短期使用或作为其他避孕方法的辅助品，在一定程度上可以预防性传播疾病。缺点是有一定的副作用，部分使用者认为妨碍性生活的自然性和自主性，因为每次性生活前一段时间内必须先放置杀精剂，有的剂型需要等待 15 分钟才能发挥避孕作用。另外，杀精剂有相对高的失败率，一年的妊娠率约为 17%~20%，最好与其他的避孕工具合用，提高有效避孕率。泡沫剂产生的热使一部分使用者感到不适，有部分使用者会感觉外阴有刺激性作用，甚至发生红色过敏反应，但这种现象是少见的，如果妊娠早期使用杀精剂有可能产生婴儿先天性畸形，但无大量的研究证实此点。

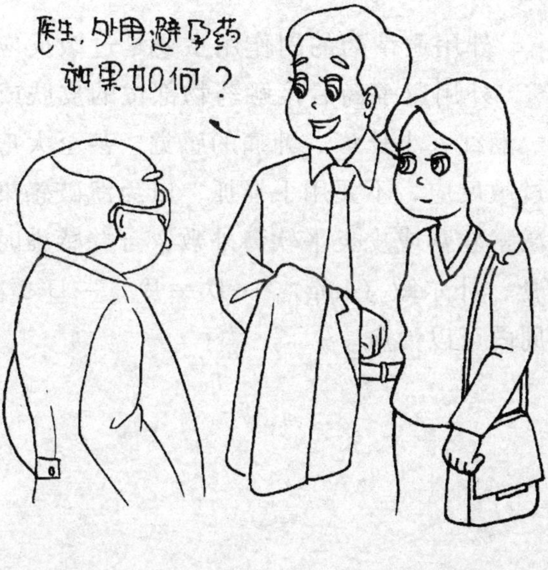

129. 外用避孕药的种类有哪些？

外用避孕药由两种成分组成，首先是杀精成分，主要有盖苯醇醚、壬苯醇醚、烷苯醇醚等非离子型表面活性剂和鱼肝油酸、鱼肝油酸钠等，其次是载体基质，如泡腾剂、栓剂、胶冻等，这两种成分混合成可溶性的栓剂、片剂、膜剂或胶冻等剂型。

130. 外用避孕药会出现哪些副作用？出现了副作用怎么办？

外用避孕药的副作用主要是过敏反应，使用外用避孕药后接触药物部位的皮肤或粘膜出现烧灼、潮红、小丘疹、肿痛的感觉，甚至大疱，溃疡等严重过敏反应，不要用手搔抓，以免溃破感染，应局部使用激素软膏或皮炎平软膏外敷，合并感染时加用红霉素药膏，扑尔敏（4mg），一次一片，一日 3 次口服，一般一周内可以治愈。

131. 外用避孕药过敏及治疗一例

许某，女，37 岁，使用外用避孕药膏后感觉阴道及外阴搔痒、烧灼不适，到医院就诊，妇科检查发现外阴红肿，阴道潮红，查阴道分泌物发现少量药渣，阴道清洁度Ⅰ度，排除阴道炎所致，根据病史和症状，诊断为避孕药物过敏，停止使用外用避孕药，局部给予皮炎平外用，扑而敏片剂，4mg，一天三次口服，5 天后症状消失。

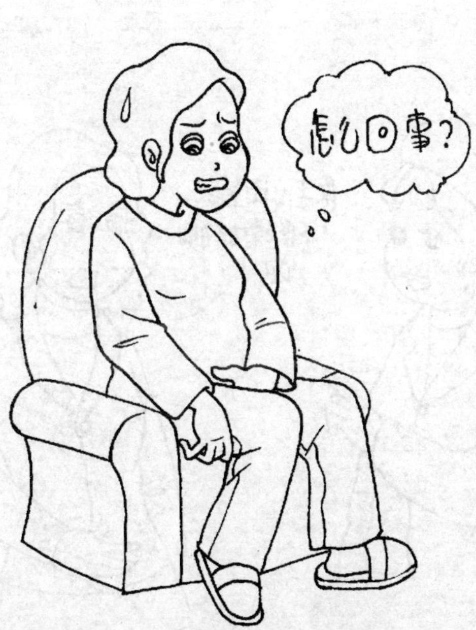

132. 外用避孕药的避孕效果如何？外用避孕药失败后能继续妊娠吗？

外用避孕药在坚持和正确使用的情况下，避孕有效率达到94%~97%。外用避孕药失败后不宜继续妊娠，因为外用避孕药物是由杀精成分和载体基质组成，杀精药物可以破坏精子的细胞膜，使之失去生存能力，目前还缺少试验结果和相关的资料提供有关杀精剂是否对精子有致畸和毒害作用，对下一代的影响作用不明了，所以不主张外用避孕药失败后继续妊娠。

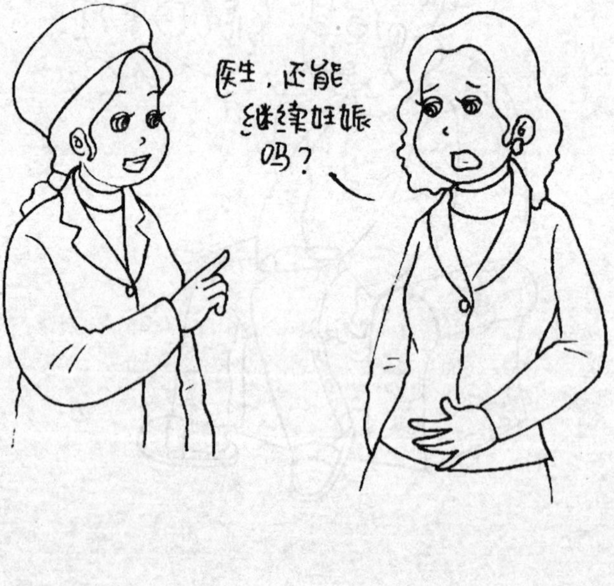

133. 避孕药膜的成分是什么？

避孕药膜的主要成分是壬苯醇醚或烷苯醇醚50mg，做成不同规格的纸样薄膜，受潮后易溶化。

134. 怎样正确使用避孕药膜？

使用避孕药膜的对象不同，使用方法也不一样。如果女方使用，应房事前将手洗干净，取出一片药膜，将方形药膜对折两次，约为原大小的1/4，然后用食指和中指夹持药膜送入阴道深部，5分钟后可

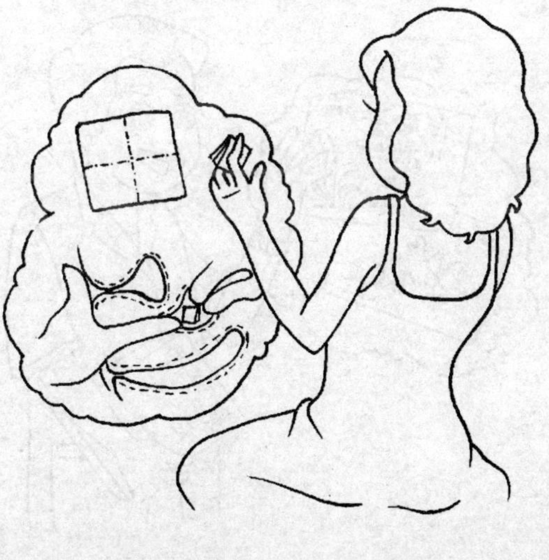

以性交；若为长方形药膜，将药膜揉成松团，用手指塞入阴道深部，等待 10 分钟后性交。如果男方使用，则每次性交前，将阴茎插入阴道，湿润后退出，将方形药膜一张包贴在阴茎头上，推入阴道深部，停 3~5 分钟，等药膜溶解后开始性交。

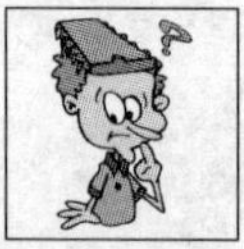

135. 使用避孕药膜应注意哪些问题？

（1）药膜保存时避免与水接触，因为药膜是水溶性，遇水会溶化失效。

（2）使用前检查药物，确保在有效期内，且无受潮、变质。

（3）药膜不能与油类物质同用，否则影响效果。

（4）使用时必须等药膜溶解后再性交，特别是阴道

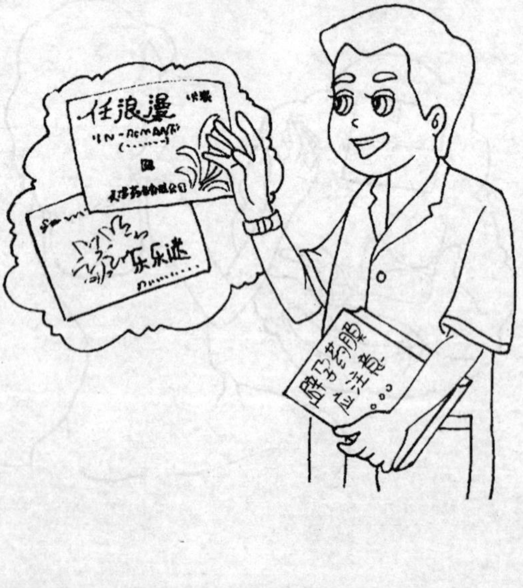

分泌物少的女性。

（5）置入药物后不要马上起立或站立，防止药物溢出而影响药效。

（6）药膜放入 30 分钟以上再性交时应再补一张药膜。

（7）性交后必须 6 小时以上才可以洗涤外阴，否则影响避孕效果。

（8）男方有早排精现象，应女方使用。

（9）男方应及时使用，并应避免药膜破碎后粘在女性阴道口，影响药物剂量。

（10）不要混淆药膜和吸水纸，以免误用失败。

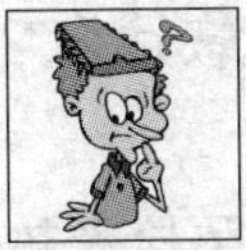

136. 避孕栓的成分是什么?

常用的栓剂有两种，一种是壬苯醇醚栓，每枚含壬苯醇醚 50mg；另一种是鱼肝油酸栓，每枚含鱼肝油酸 40mg。

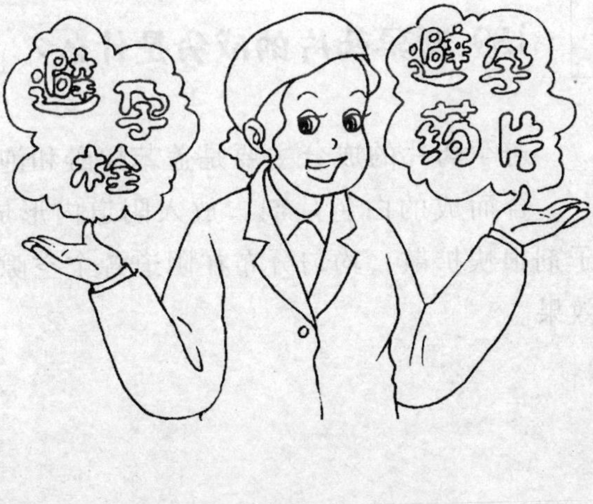

137. 避孕栓的正确使用方法是什么？

使用方法是性交前，洗干净手，取出一枚栓剂，剥去锡纸，放入阴道，用食指推入阴道深处，若为壬苯醇醚栓，等待 5 分钟后性交，若为鱼肝油酸栓，则等待 10 分钟性交，超过一小时需再放一枚。更年期妇女使用避孕栓可以起到润滑的作用。

138. 避孕栓的使用及保存应注意什么？

避孕栓剂应保存在阴凉处，因为避孕栓受热易软化，变形或变质；避孕栓剂内含有油脂基质，易损坏橡胶，不宜与阴道隔膜、阴茎套等同用。

139. 避孕药片的成分是什么？

避孕药片的成分主要是盖苯醇醚和泡沫剂混合而成的白色片剂，放入阴道内形成泡沫，使杀精子剂很快扩散，均匀分布在阴道各个空隙内，增加避孕效果。

140.避孕药片的正确使用方法是什么？

性交前洗干净手，取出一片避孕药片，放入阴道深处，等待 5~10 分钟药片溶解后行房事，超过 60 分钟未行房事者需再放入一枚药片，用法同前。

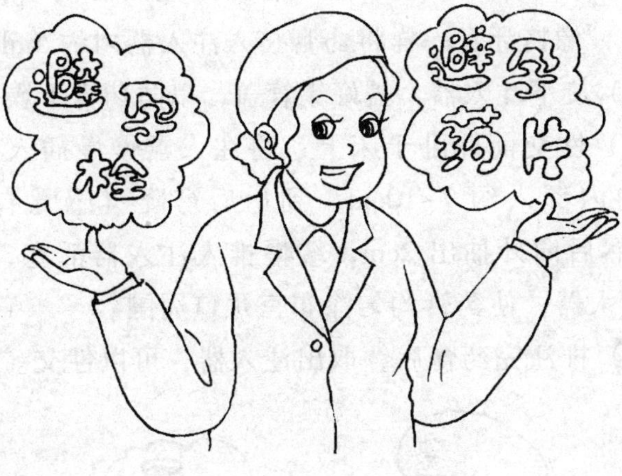

141.避孕药膏的成分是什么？

主要是醋酸苯汞，混入适量的乳酸、甘油和水溶性胶剂等，呈半透明糊状，像牙膏样装入锡管内。

142. 怎样使用避孕药膏?

避孕药膏可以单独使用，也可以和外用避孕工具如阴茎套、宫颈帽或阴道隔膜合用，同时还起润滑作用，增加避孕效果。

1）单独使用避孕药膏

（1）取下避孕膏锡管盖，将专用注入器顶端旋在锡管口上，像挤牙膏一样将药膏挤入注入器内约 5ml。

（2）旋下注入器，盖好锡管盖，以防药膏干燥失效。

（3）性交前仰卧于床上，将注入器慢慢插入阴道，向后向内深入约 7~10cm，到达后穹隆（感觉有到底感），然后向外抽出 2cm，缓慢推入注入器活塞，同时转动注入器，使药膏均匀涂布宫颈口周围。

（4）推注完药膏后，取出注入器，可以性交。

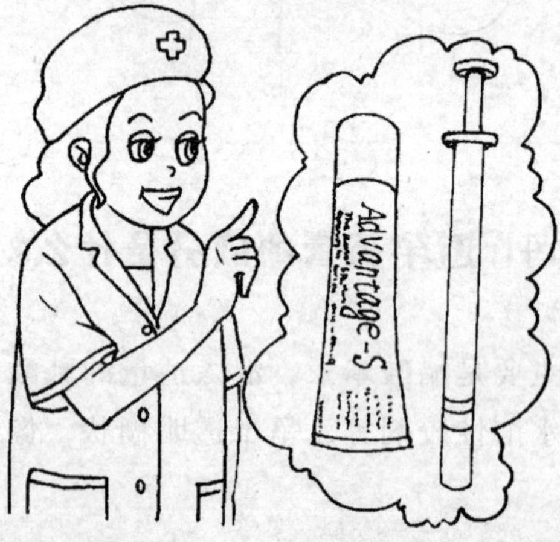

2）与阴道隔膜并用

使用阴道隔膜之前，挤出药膏于阴道隔膜的圆顶中央，2.5cm 左右长两条，约 5ml，然后用洗干净的手指把药膏均匀涂抹到隔膜表面和边缘，最好两面同时涂抹，然后按使用阴道隔膜法避孕。与宫颈帽或阴茎套合用法后文详述。

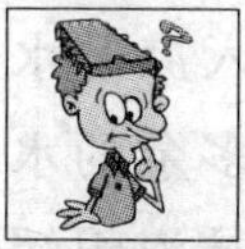

143. 使用避孕药膏的注意事项是什么？

避孕药膏应在每次性交前注入，不宜过早，以免其中的甘油基质吸收水分后稀释，影响避孕效果；注入药膏后不宜起床，避免外溢，影响避孕效果；注入器每次用完后应用温水洗干净后妥善保存；药膏液化或干化，可能失效，不宜使用；最好与避孕工具合用，增加避孕效果。

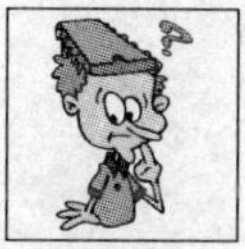

144. 阴道海绵塞的成分是什么？

阴道海绵塞是由聚氨基甲酸酯做成的蘑菇状海绵，一侧为平面，另一侧为凹面，并有一条固定两侧的牵引带，海绵中混有强杀精剂（如壬苯醇醚等）。使用时潮湿的海绵能吸附精子，使精子直接接触杀精剂，加上海绵的机械阻挡作用，提高避孕效果。

145. 怎么使用阴道海绵塞？

使用阴道海绵塞的妇女应熟悉阴道和宫颈的解剖结构，它可以在性生活前的任何时间放置，可以放置 24 小时。海绵只有一个型号，所以不需要尺码，房事前打开包装后在海绵凹面加入凉开水 3~4ml，使海绵湿润，有润滑作用，慢慢挤出多余的水分，使表面有少量泡沫，然后用食指和拇指夹持海绵缓慢送入阴道口，用食指送到阴道深部，使海绵凹面紧贴子宫颈口，牵引带在外面以便取出，做好这些准备工作后即可行房事。放入海绵塞 24 小时内有效，最后一次性交后 6 小时后应取出，丢弃。海绵塞是一次性使用物品，不能再次使用，因为阴道分泌物和精液要带走杀精

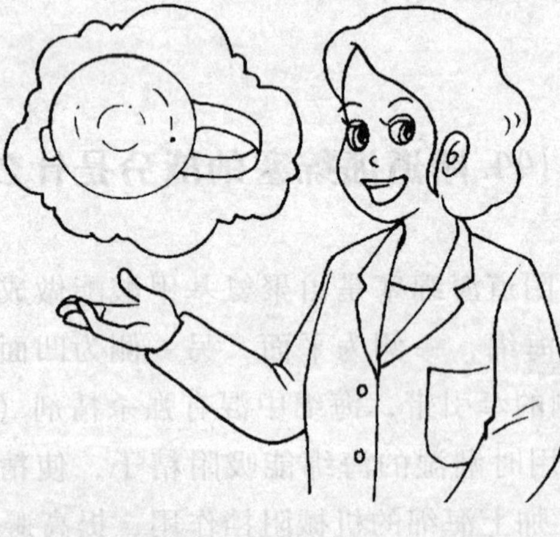

剂，海绵塞的有效避孕率会降低。海绵不要停留在阴道内超过 24 小时，否则容易增加中毒性休克的危险。

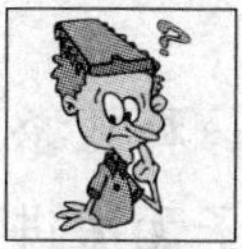

146. 阴道海绵塞的优点是什么？有哪些缺点？

阴道海绵塞的优点有以下几点：①避孕作用持续 24 小时，性交的频率不会影响避孕效果；②放置后不必等待；③易于使用；④不必合用杀精剂；⑤易于得到而无需处方。缺点有下列几点：①不容易放置和取出；②少数人自觉阴道不适；③性伴侣不喜欢使用；④偶有发生对杀精剂过敏症状。

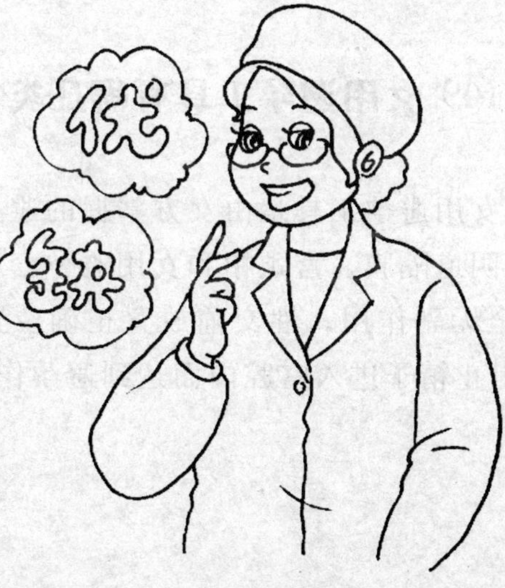

147. 阴道海绵塞的避孕原理是什么？

阻塞宫颈口，阻挡精子进入宫腔内；释放杀精剂，杀死精子；吸收精液，使精子无法进入宫腔。

148. 阴道海绵塞的避孕效果如何？

阴道海绵塞的失败率范围与杀精剂、阴道隔膜及宫颈帽相似，近期调查结果显示单独使用避孕海绵塞，12 个月的妊娠率为 9%~27%。

149. 女用避孕工具有哪几类？

女用避孕工具是由女方掌握的避孕工具，有阴道隔膜、宫颈帽和女用避孕套三种，不含药物，安全无副作用，性交前放置正确位置，覆盖子宫颈口，阻止精子进入宫腔内而达到避孕作用。

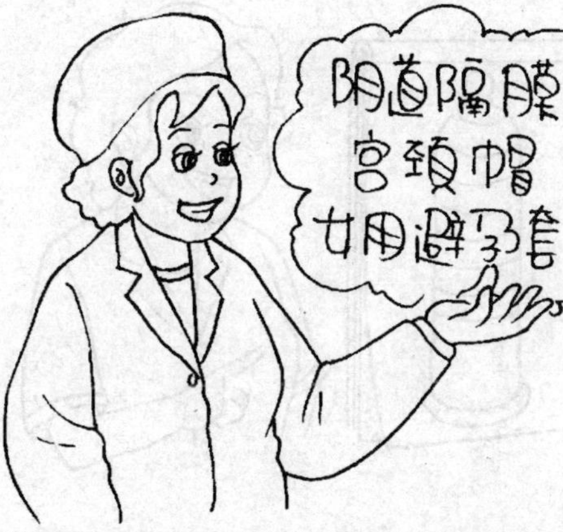

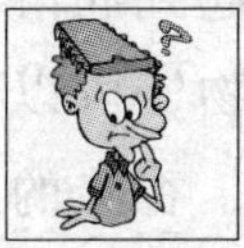

150. 男用避孕套的种类有哪些？

男用避孕套又称阴茎套，是优质天然乳胶制成的圆筒状薄膜套，长度为 19cm，远端有一个 3cm 的小囊叫贮精囊，是贮存精液的地方。进端套口的开口部位是一个有弹性的橡皮圈，套在阴茎上有紧束阴茎防止滑脱的作用。性交勃起后套在阴茎上，射出的精液留在套内，不能进入女性生殖道，达到避孕目的。避孕套的种类很多，根据开口部的直径大小可以分为特大号、大号、中号和小号；根据颜色可分为乳白、淡红、紫罗兰等；根据厚度可以分为厚壁型、薄型和超薄型，薄型可以减少异物感，增强男方性感传导；根据形状可以分为龟头型、凹凸型及带有螺纹或颗粒的异型避

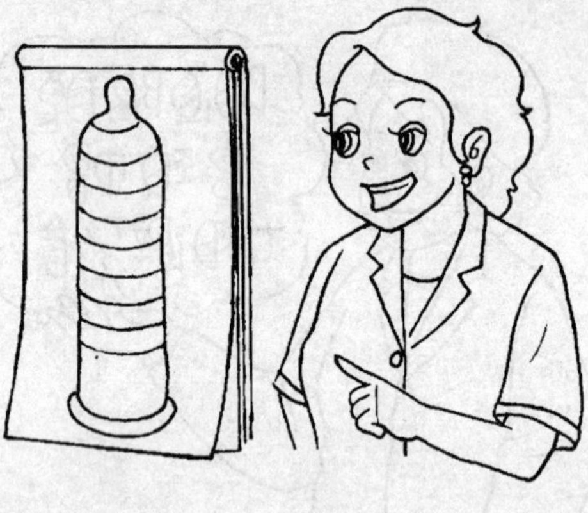

孕套，可以增加男女双方性感传导；根据性能可分为干燥型和湿润型，湿润型的外面涂有硅油，可以起到润滑阴道的作用；药物避孕套内加入不同功效的药物，可以有延缓射精，防治性病等功效；另外不同颜色，香味的避孕套可以增加生活情趣。使用者可以根据自身的需要选择合适的避孕套。

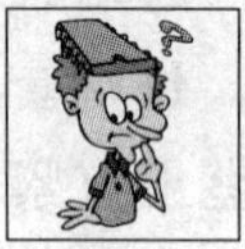

151. 怎样正确使用男用避孕套？

正确使用避孕套是提高避孕效果的关键，失败率可以控制在 0.4%~2%，如果合用其他避孕方法如杀精或安全期避孕等，避孕效果可以显著提高。正确的使用方法如下：

（1）首先要选择大小合适的避孕套，太小有不适感，太大容易脱落，一般先试用中号，然后再改大号或小号。

（2）使用前先检查是否在有效期内，然后用吹气法检查是否破损，若发现漏气，不宜使用。

（3）戴前先用手将避孕套前端的小囊内空气挤出，同时将卷好的避孕套放在勃起的阴茎头上，边推边套，一直到达阴茎根部，应在房事前戴上，不宜在射精前才戴，否则易失败。

（4）射精后应在阴茎未软前按住套口与阴茎一同抽出，防止精液外溢或套子滑落于阴道内。

（5）避孕套若和避孕药膏合用，即戴套后在套子外面涂抹药膏，可以增加润滑，防止套子破裂，提高避孕效果；每次房事坚持使用，每只避孕套只能使用一次。房事后应检查避孕套是否破损，贮精囊内是否有精液，若发现精液泄漏，应在72小时内采取紧急避孕措施。

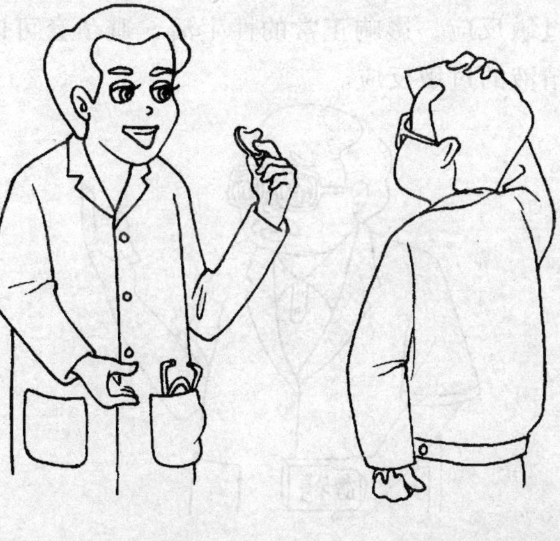

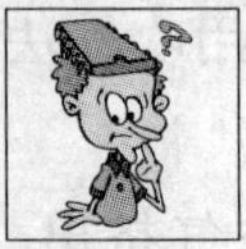

152. 男用避孕套有哪些优点？有哪些缺点？

1）男用避孕套的优点

男用避孕套是一种安全、简便、可靠、经济的避孕工具，除此之外，还有以下方面的作用。

（1）可以预防性传播疾病，如梅毒、淋病、艾滋病等。

（2）防止包皮垢对宫颈的刺激，降低宫颈癌的发病危险，减少生殖器疱疹病毒的侵袭，减少或避免女方发生盆腔炎的危险。

（3）避孕套可以降低龟头的敏感性，延长射精时间，更适应女方的性反应特点，使夫妻之间的性生活更加和谐，对早泄有治疗作用。

（4）少数妇女对精液有过敏现象，会发生荨麻疹或其他过敏反应，影响正常的性生活，避孕套可以防止女性对精液的过敏反应。

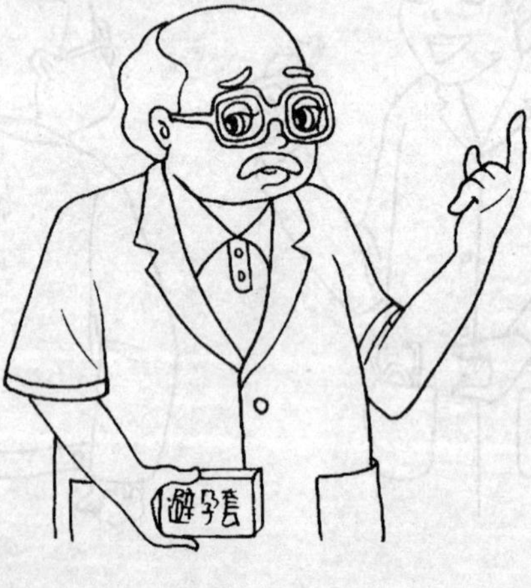

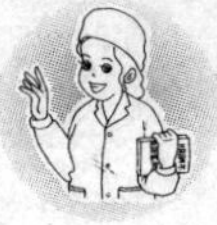

(5) 对于免疫性不育的夫妇，避孕套可以降低抗精子抗体的滴度，起到治疗性作用。

(6) 妊娠晚期使用避孕套，可以防止或减少羊膜炎、胎膜早破、宫内感染及由此引起的早产和新生儿死亡。

(7) 适应证广。避孕套是所有避孕药具中适应证最广泛的一种避孕工具，除极少数对乳胶过敏的人不能使用外，其他育龄夫妇均可使用，尤其适合患有心、肺、肝、肾等严重疾病而不能采用药物、节育器的妇女使用。

(8) 涂有润滑剂的避孕套可以减轻更年期妇女因阴道分泌物少，阴道干涩而引起的性生活不适感。

2) 避孕套的缺点

部分使用者感觉使用时要中断性生活，有迟钝感，降低快感，如果使用无润滑剂的避孕套，会因套与阴唇和（或）与阴道之间的摩擦而感到不舒服，还有少部分人对乳胶或润滑剂产生过敏反应。

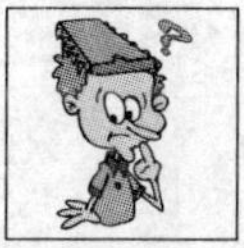

153. 男用避孕套的避孕效果如何?

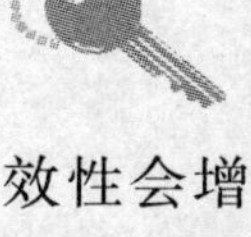

如果正确使用且每次坚持使用，避孕套是一种高效的避孕方法。如果和杀精剂合用，有效性会增加，理论上的失败率估计为 0.5~2 次妊娠/每 100 夫妻使用年。最近美国开展的一个大型人群研究表明有 11%~14%的已婚妇女和 8%~11%的未婚妇女在一年中单纯使用避孕套而发生妊娠。当然，上述妊娠率并未排除不能坚持使用及不正确使用的因素。

154. 哪些人最适合使用男用避孕套?

下面几种情况最适合使用避孕套避孕：

（1）新婚未育，短期内准备妊娠者。

（2）产后早期和哺乳期，不宜使用节育器和避孕药物者。

（3）40 岁以上不能使用激素类避孕药，又不愿使用宫内节育器者，可以与外用杀精剂合用，减轻因阴道干涩引起的不适。

（4）患性传播疾病者，使用避孕套可以防止相互之间传染及减少复发。

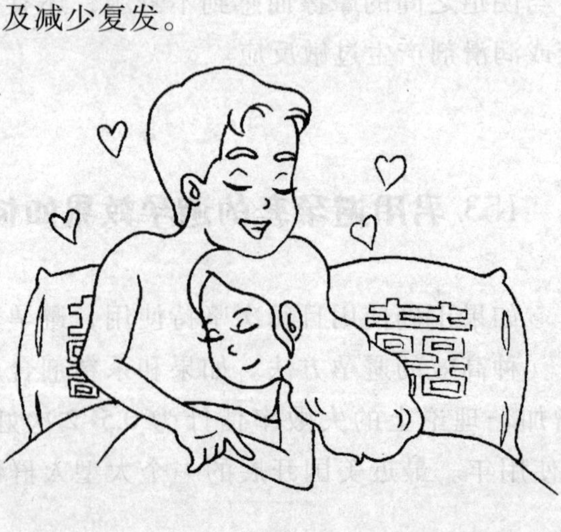

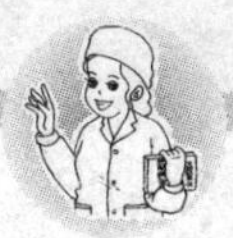

（5）输精管结扎术后直到精液中精子消失之前都应使用避孕套避孕，否则残存的精子可以导致意外妊娠。

（6）精子免疫性不孕患者，需要使用避孕套降低精子抗体滴度而增加受孕率。

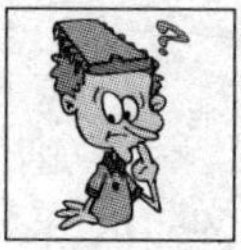

155. 男用避孕套若破裂或滑脱，怎么办？

一旦发现避孕套破裂或滑脱，女方应立即蹲下，小腹用力尽量使阴道内的精液流出，然后应立即到医院在医生的指导下采取紧急避孕措施，防止意外妊娠，减免流产的痛苦。

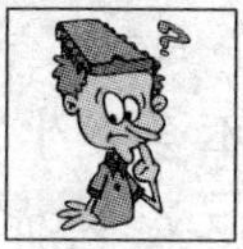

156. 如何选择男用避孕套？

选择避孕套主要是选择合适的型号，避孕套分为特大、大、中、小4种型号，使用者应根据个人的情况选择合适的型号，如果避孕套过大，性生活时容易脱落在阴道内，导致避孕失败；如果避孕套过小，会有不适感，容易撑破；可以先试用中号，如果不合适再改换大号或小号。此外，选择薄的，传感性能好，弹性好的避孕套不易破裂；螺纹状、颗粒状避孕套可以增加快感；涂润滑剂的避孕套可以减少不适感。

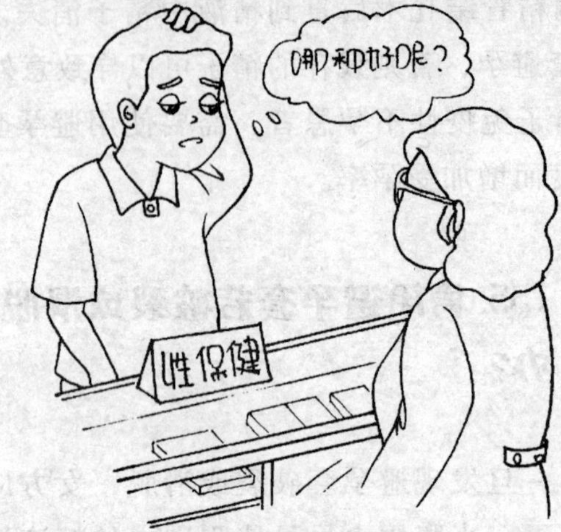

157. 使用男用避孕套会过敏吗？发生过敏现象怎么办？

避孕套是采用天然乳胶制成，一般不会发生过敏现象，但是使用者的体质不同，有个别人会发生过敏现象。对避孕套过敏的男性表现为阴茎头部潮红，有的出现小丘疹，搔痒或刺激痛，严重时由于搔抓出现破溃、糜烂，如果不注意卫生会出现感染；女性过敏会出现外阴或阴道瘙痒、烧灼感、阴道粘膜充血、水肿、白带增多等症状。如果发生过敏现象，首先应停止使用避孕套，改用其他避孕方法；出现过敏现象后不要搔抓，防止感染，治疗期间和治疗恢复期后两周内禁性生活，服用抗过敏药物，扑而敏 4mg 每次 1 片，一日 3 次，亦可服用息斯敏或赛庚啶。局部用肤轻松软膏

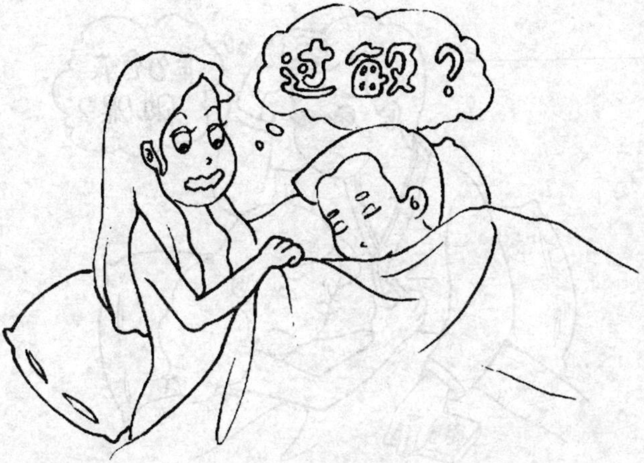

(不宜过多使用)，如果合并感染，可以涂用红霉素软膏或金霉素软膏抗感染。一般治疗一周左右即可恢复正常。

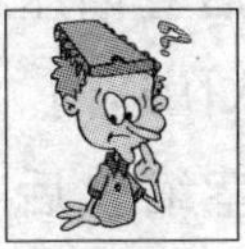

158. 为什么使用了男用避孕套，但仍怀孕了呢？

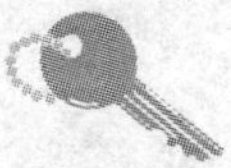

正常情况下，避孕套正确使用是较为安全可靠的，避孕套使用失败的主要原因是没有正确掌握使用避孕套的方法。常见的原因有以下几个方面：

(1) 避孕套的型号不合适，避孕套过大，容易滑脱在阴道内造成避孕失败，避孕套过小，性生活时容易撑破，精液泄漏在阴道内造成避孕失败。

(2) 性生活开始时未用避孕套，而是快射精时才使用避孕套，射精前会有少量的排精现象，这样就有避孕失败的可能，所以性生活一开始就应该使用避孕套。

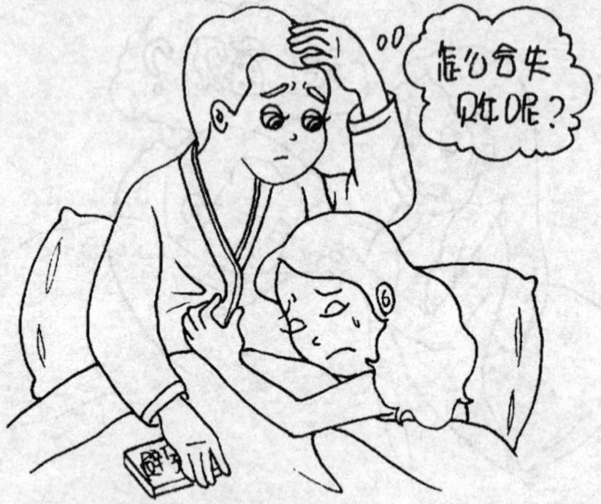

(3) 使用前没有仔细检查避孕套的有效日期及有无破损漏洞，使用了破损的或失效老化的避孕套。

(4) 带套前没有排空贮精囊内的空气，射精后套内压力过高，导致避孕套破裂或精液逆流出套口而流入阴道内。

(5) 射精后未及时退出阴茎及避孕套，阴茎缩软后避孕套脱落在阴道内，造成精液流入阴道避孕失败。

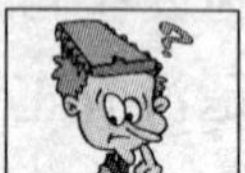

159. 男用避孕套能预防哪些疾病?

避孕套能使男性和女性的生殖器部分隔离，起到预防性传播疾病和其他疾病的作用，主要有以下几个方面：

(1) 预防精液过敏症状。精液过敏是由于性生活后，个别女性阴道接触精液而出现的过敏反应，表现为性生活后不久，外阴部发痒，水肿，有人甚至全身发痒，出现类似荨麻疹样的风团块，或出现胸闷不适，呼吸急促，过敏反应一般持续 1~3 小时，避孕套避免女方直接接触精液，预防了精液过敏症状。

（2）预防阴道炎、宫颈炎和盆腔炎。男方患有泌尿系感染时，通过性生活可以将病菌传染给女方，引起或加重阴道炎、宫颈炎或盆腔炎，且易复发。女方患阴道炎时也可以传染给男方，使用避孕套可以防止互相传染。

（3）防止性传播疾病。性传播疾病是通过性接触传染的，避孕套可以隔离生殖期的直接接触，阻断了性传播疾病病原体的传播途径，正确且坚持使用避孕套可以有效的防止性传播疾病的传播，如淋球菌，砂眼衣原体、单纯疱疹病毒、巨细胞病毒、梅毒螺旋体和艾滋病病毒等的感染。

（4）预防宫外孕的发生。避孕套阻止精子进入阴

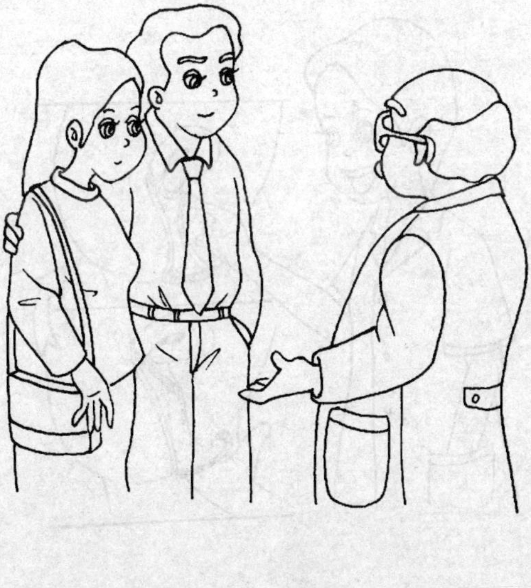

道，所以避免怀孕和宫外孕。

（5）预防宫颈癌。宫颈癌的发生与接触男性精液中的病毒和包皮垢有关，避孕套可以阻止精液及包皮垢与子宫颈接触，所以对宫颈癌有预防作用。

160. 女用避孕套的正确用法是什么？

女用避孕套是由伸展性好的聚氨酯材料制成的，比做男性避孕套的乳胶更结实和轻便，类似一个塑料包，可以拉长到22cm，开放端或底部一边的大的塑料固定环使此套能固定在使用者阴道外面，封闭端或顶端小的游离环放进阴道置于宫颈上。房事前先在套内放入润滑剂以防止对阴茎的刺激，再用洗干净的手指将内环（小环）的两对边捏拢，沿阴道后壁送入

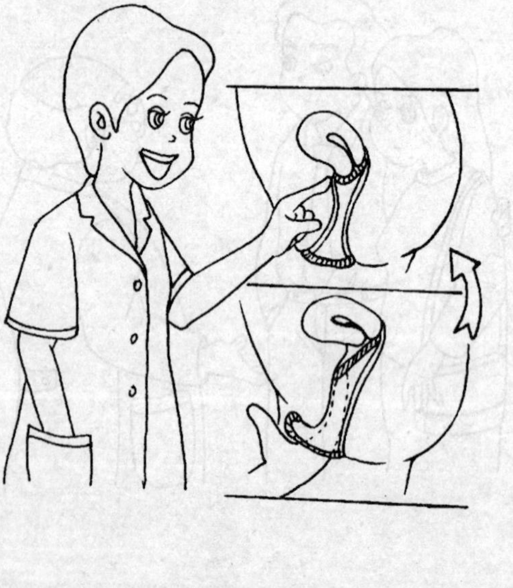

阴道深处，使内环位于耻骨后端，外环留在阴道外面，盖住阴唇即可。

161. 哪些人不适合使用女用避孕套？哪些人适合用女用避孕套？

患严重急性阴道炎或对聚氨酯材料过敏的女性不适合使用女用避孕套，除此以外的女性都可以使用。

162. 女用避孕套有哪些优点？

女用避孕套不仅能阻止精子进入宫腔内，防止计划外怀孕，避免人工流产的痛苦，而且由于避孕套遮盖了阴唇，聚氨酯材料对巨细胞病毒或

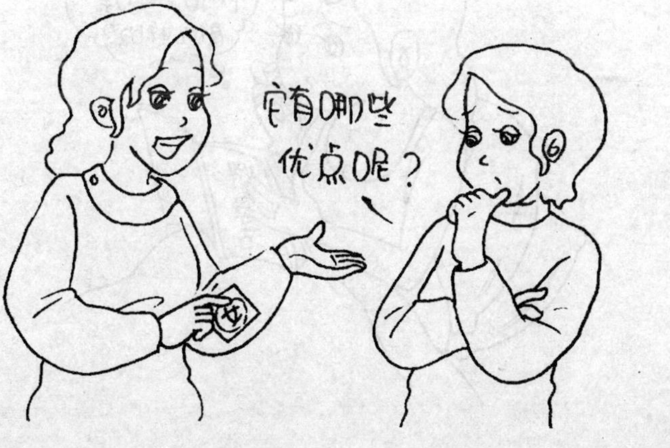

艾滋病病毒无通透性，起到防止性传播疾病的感染。国外报道使用女用避孕套半年的失败率为2.6%。女用避孕套无特殊的使用禁忌证，使用简单，安全，方便。

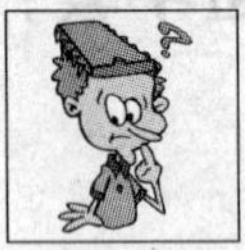

163. 什么是阴道隔膜？

阴道隔膜是女方使用的避孕工具，是由薄乳胶膜制成，好像半月形，包裹周围的弹簧圈，软且有弹性，弹簧圈的直径有4种型号，根据女性的阴道深度，配置相应的型号。房事前将阴道隔膜放置于阴道穹隆，覆盖子宫颈，防止精子进入宫腔内达到避孕目的，阴道隔膜不含药物，安全，不影响内分泌，无毒副作用。

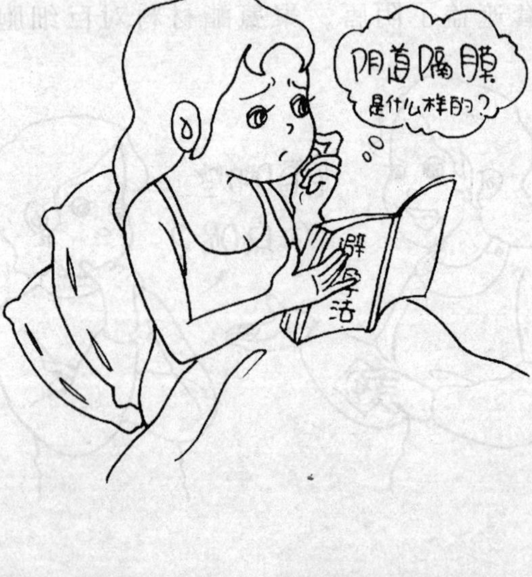

164. 哪些人适合使用阴道隔膜避孕？

适合于无禁忌证的育龄女性，尤其适合于有心脏、肝脏、肾脏等疾病不宜使用药物避孕或有生殖道炎症不宜放置宫内节育器或手术节育的育龄女性。

165. 哪些人不适合使用阴道隔膜避孕？

（1）阴道过紧，不能放置阴道隔膜者，勉强放置，易发生生殖道由于受压迫而引起的缺血，甚至坏死。

（2）阴道炎或重度宫颈糜烂应治疗后再放置，否则

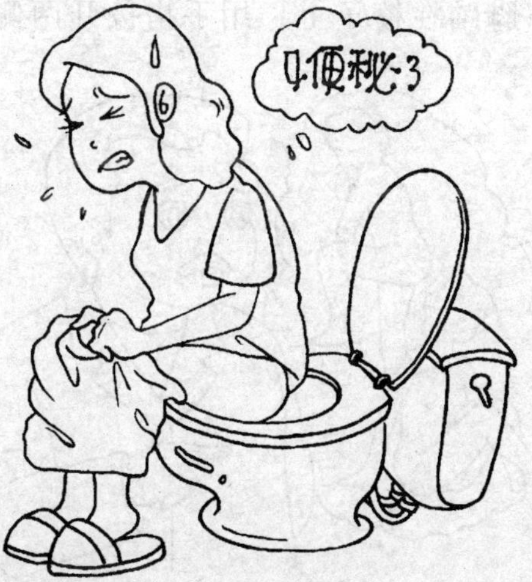

易加重原有症状。

(3) 双阴道、阴道纵隔或横隔、双子宫等畸形不宜使用阴道隔膜避孕。

(4) 阴道过度松弛，子宫脱垂中度以上者不宜使用隔膜避孕，因为隔膜不易放置于正确位置。

(5) 有便秘习惯者，应纠正后使用，因干结的大便充满直肠，阴道隔膜不易放置正确的位置。

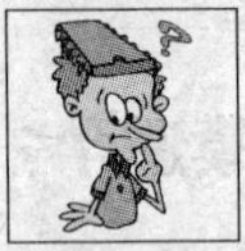

166. 放置阴道隔膜的正确方法是什么?

首先，应到医院在医生的指导下配置大小合适的阴道隔膜，并在医生的指导下练习使用，直至正确掌握使用方法为止。以后每次房事前都按照下列方法使用：排尿后洗干净双手，半蹲式、半卧式或站立式一脚踏在椅子上，用手指拨开两侧大小阴唇，

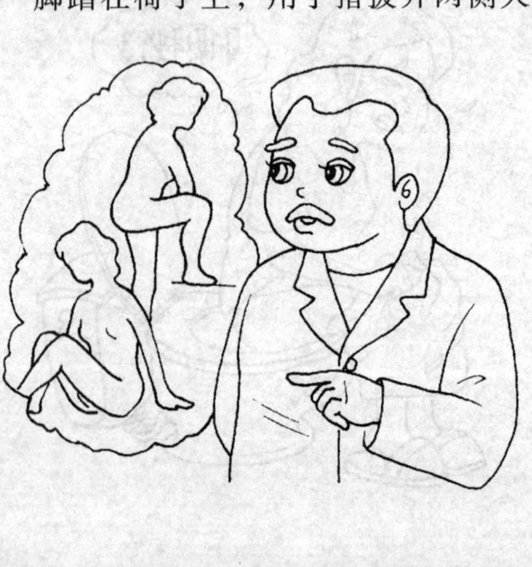

另一手拇指和中指将阴道隔膜挤压呈长形（或涂抹避孕胶冻后再挤压），凸面朝上或向下，向阴道内沿后壁轻轻而尽快地置入。一般在置入一半时，隔膜可以自然滑入阴道内，最后把隔膜前缘用指尖推向耻骨联合后方。再次将食指伸入阴道前方，探摸子宫颈是否被全部覆盖，如果隔膜放在子宫颈前方未覆盖住子宫颈时，应取出重新放置，否则易失败。试用初期是，应与其他避孕方法合用，一周后随访时检查使用方法正确时再作为主要的避孕方法，避免失败。

167. 怎样正确取出阴道隔膜？

取出时间是房事后 8~12 小时，先洗干净双手，食指伸入阴道深部，探摸被隔膜覆盖的子宫颈和隔膜的前缘在耻骨联合后方的位置，然后钩住前缘，向下向外牵引，取出隔膜。

168. 怎样正确保存阴道隔膜？

隔膜可以反复使用两年左右，每次使用后应用肥皂水清洗干净，盛水检查是否有破漏，检查无破损后擦干，撒上滑石粉，凸面向上放在不宜受压的容器内，阴凉处保存。

169. 使用阴道隔膜的注意事项是什么？

（1）隔膜应在房事前放入，房事后 8~12 小时后才能取出，过早取出会增加失败的可能性，过晚取出影响分泌物的排出，一般不宜超过 24 小时。

（2）每次放置隔膜后应用手指探摸是否完全覆盖住子宫颈，避免放置失误，避孕失败。隔膜与避孕膏同用可以提高避孕效果。

（3）有便秘习惯者，应保持大便通常后再用隔膜，否则隔膜不易放置在正确位置，易失败。

（4）阴道隔膜合用避孕膏放入 24 小时后才行房事，应再次注入避孕膏。

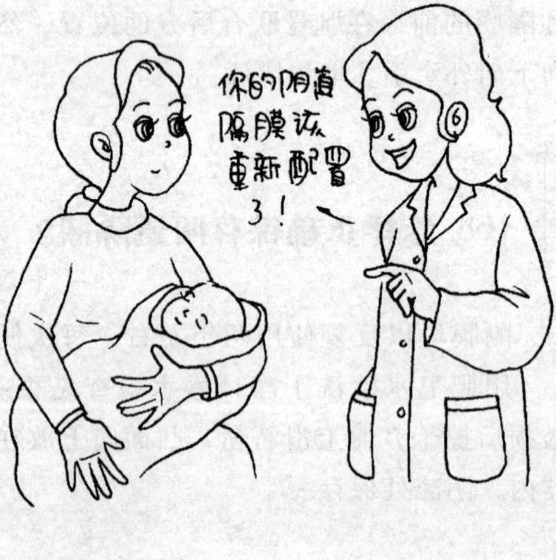

(5) 隔膜保存不要与油性物质同用，如面油、护肤膏等，否则易损坏。

(6) 生育或体重有明显改变后应重新配置，因为阴道的宽度可能改变。

170. 使用阴道隔膜会发生哪些不适及副作用？它的避孕效果如何？

按正确方法保存与使用阴道隔膜避孕一般不会发生严重的全身毒副反应，但对某些妇女来讲阴道隔膜的放置与取出可能会有困难，需要经过培训与练习才能正确使用。另外，阴道隔膜不使用时需要清洗与正确贮存，增加了使用的复杂性。使用阴道隔膜偶尔会发生局部的副作用如乳胶的局部刺激作用，增加

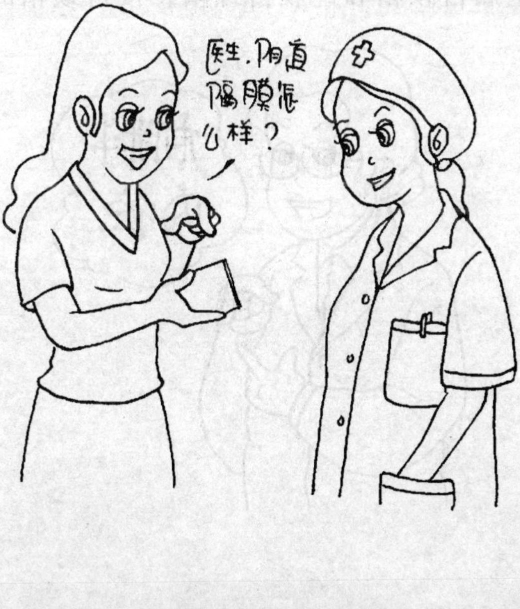

泌尿系统感染（尿道炎、膀胱炎）的机会等副反应。如果发生上述副反应，应立即停用阴道隔膜，给予对症抗过敏、抗炎治疗即可好转。阴道隔膜的避孕效果与使用方法及使用频率有关，阴道隔膜应与杀精剂一同使用提高避孕效果。如果每次性生活时能够做到隔膜和杀精剂一同并正确使用，第一年使用失败率为 2%~3%，有较强避孕动机的人失败率较低。

171. 宫颈帽有哪些种类？

宫颈帽是一种女用避孕工具，房事前放置在子宫颈上，阻止精子进入宫腔而起到避孕的作用。宫颈帽按材料可分为橡胶宫颈帽，塑料宫颈帽，金属宫颈帽和硅胶宫颈帽；按宫颈帽的内径不

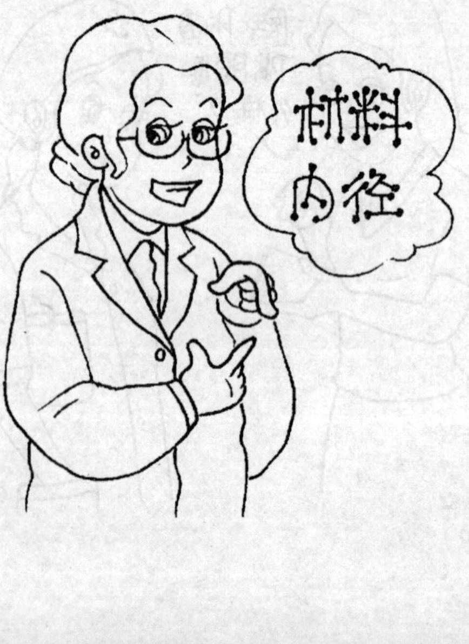

同可分为 22cm、25cm、28cm 和 31cm 不同型号的宫颈帽，每位育龄女性可以根据各自阴道宫颈部的不同大小配置相应的宫颈帽。一种新型的带活塞的宫颈帽正在研制中。

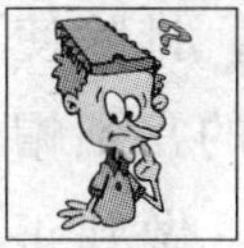

172. 哪些人适合使用宫颈帽？哪些人不适合使用宫颈帽？

宫颈帽适合不能应用阴道隔膜的育龄女性，如阴道中度以上膨出，子宫脱垂等。使用宫颈帽的女性必须宫颈健康，无中度以上的宫颈糜烂，宫颈两侧对称，有足够的深度允许宫颈帽固定。使用宫颈帽的禁忌证与使用阴道隔膜相同。

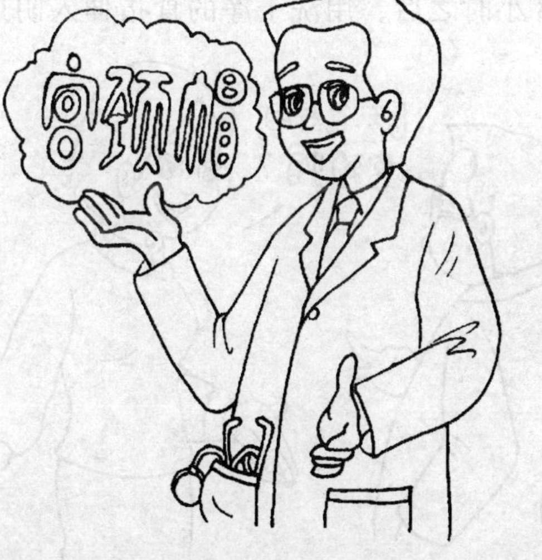

173. 怎样正确使用宫颈帽？使用宫颈帽的注意事项是什么？

首先，应配置大小合适的宫颈帽，到医院配合医生做妇科检查，详细叙述病史，排除使用的禁忌证后，在医生的指导下选择大小合适的宫颈帽试带，然后在医生的宣教下练习使用宫颈帽，做到正确、熟练为止。每次房事前，洗干净双手，用拇、食指捏扁宫颈帽的边缘，凸面朝上，沿阴道后壁向阴道深部推送，宫颈帽后缘到达后穹隆后，放松拇指，宫颈帽自行弹开，最后用食指将宫颈帽向上推向宫颈，并确保子宫颈完全被宫颈帽套住。若与避孕药膏合用，可以在放置前挤出避孕药膏约 5cm 长条，涂抹到宫颈帽的内外面，也可以用注射器向阴道内注入避孕药膏。取出应在房事后 8 小时之后，用洗干净的食指伸入阴道内宫颈帽

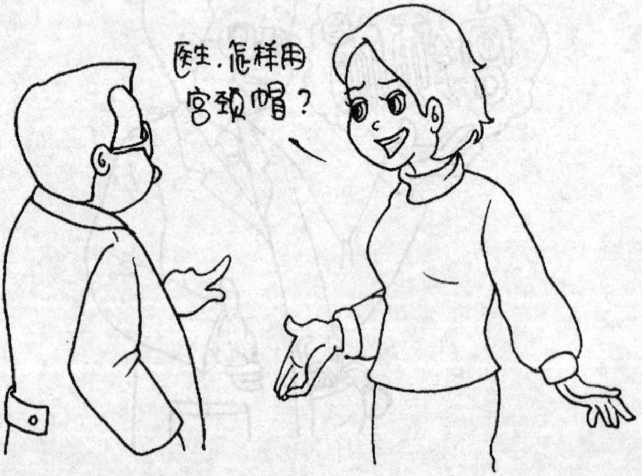

与子宫颈之间，宫颈帽会自行脱落，然后用食指和拇指夹持宫颈帽并取出。使用宫颈帽的注意事项与使用阴道隔膜相同，取出宫颈帽时间不宜过长，不推荐月经后放入至下次月经来潮时取出，否则宫腔分泌物不易排出，宫颈长时间受压容易缺血受到损伤。

174. 自然避孕法有哪几种？有哪些优点和缺点？

自然避孕法包括安全期避孕法和哺乳闭经避孕法两种。优点是不干扰身体的生理功能，无副作用，所以适合于不宜采用其他避孕方法的夫妇或处于特殊生理阶段的女性，但自然避孕法的避孕效果依赖于使用者是否能正确掌握，并受许多外界因素的干扰，因此避孕效果受到影响，在使用中有一定的局限性。

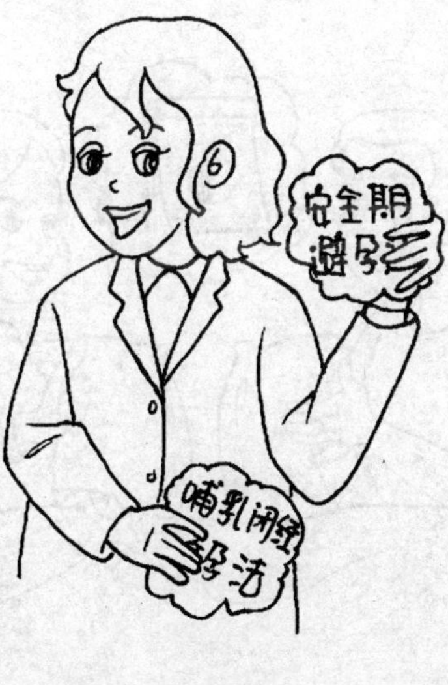

175. 什么叫安全期避孕？

安全期避孕是一种自然避孕法，即周期性禁欲，是利用卵子排出后只能存活一天，而精子在女性生殖道内也只能存活 3 天左右的规律，在排卵期前后避免房事，以错过精子和卵子相遇的机会而达到避孕的目的。

176. 确定安全期避孕的方法有哪几种？

确定安全期避孕的方法有下列 5 种：

（1）日期推算法：月经规律的女性，排卵一般发生在下次月经来潮前 14 天左右，排卵的前 5 天和

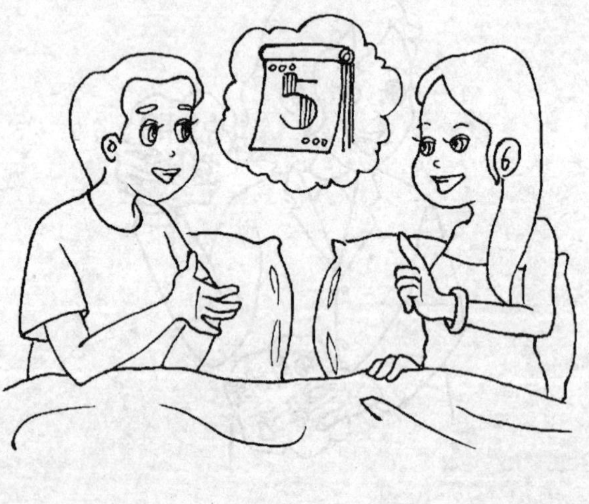

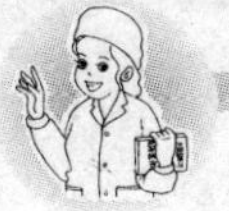

后5天是易受孕期，其他日期即为不易受孕期，易受孕期禁止同房，可以避免精子与卵子的相遇而达到避孕目的。采用这种方法的女性应认真做好月经记录，但由于女性的排卵易受到健康、情绪、工作、生活、环境和性生活的影响，所以排卵日期的推算可能会出现偏差，影响避孕的效果，月经不规律，工作性质不稳定，生活环境经常变动的女性不宜使用这种避孕方法。

(2) 基础体温（BBT）测量法：因为女性排卵后卵巢黄体形成，分泌孕激素，孕激素可以使基础体温升高，体温由低升高后（一般升高0.5℃）表示排卵已经完成，自体温由低升高后的当日及此后连续的3天是易受孕期，应暂禁房事，从体温升高的第4天到下次月经前，为不易受孕期，可以行房事。这种方法禁欲时间较长，必须夫妇密切配合，如果能严格禁欲，失败率仅为1%~6%。基础体温又称静息体温，测量方法如下，提前

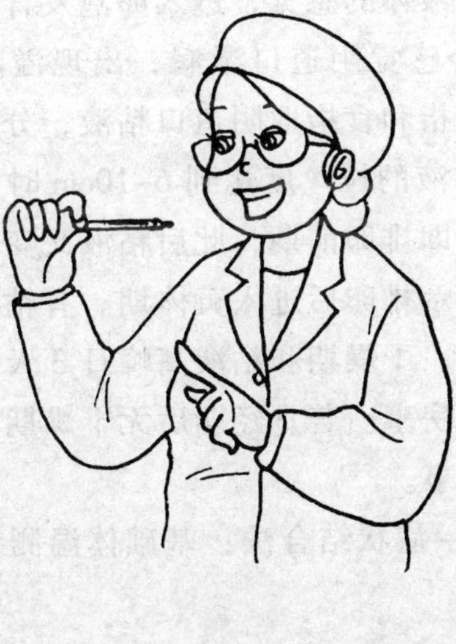

准备好体温表，水银柱甩到35.5℃以下，放到随手可以取到的地方，如枕下，每天早晨醒后不说话、不活动、不起床，立即测量口腔温度3分钟以上。如果上夜班的女性，可以在白天连续睡眠5小时后测量，每天测得的体温记录到专用的体温记录表上，以便观察。如果体温的读数界于两个小格之间，应记录低限的温度。

（3）宫颈粘液法：一个月经周期可以分为卵泡发育期、排卵期和黄体期三个时期，卵泡发育期间雌激素水平逐渐升高，宫颈粘液在雌激素的作用下分泌量增加，变稀薄，清晰透明，拉丝度和羊齿状结晶增加。排卵期后进入黄体期，随着黄体的发育孕激素分泌增加，宫颈粘液在孕激素的影响下分泌量减少，变粘稠，不透明，结晶消失，椭圆体出现。通过宫颈粘液的性质可以推断排卵的日期，鉴别易受孕期和不易受孕期，选择不易受孕期同房而达到避孕目的。一般月经期后有数天干燥期，阴道口无液体的感觉，进入卵泡发育期，宫颈粘液逐渐增多，会感觉阴道口湿润，出现溢液，并逐渐增多，此时用拇指和食指取阴道口粘液，分开两指观察粘液性质，当粘液的拉丝度达到6~10cm时，为粘液（雌激素）高峰期即排卵前期，此后粘液又变粘稠，阴道口粘液消失，表示排卵后进入黄体期。有粘液期为易受孕期，应禁房事，干燥期和粘液高峰日3天以后为不易受孕期，可以行房事。若月经期后无干燥期直接进入粘液期，也应禁房事。

（4）体温-症状结合法：基础体温测量法和宫颈粘

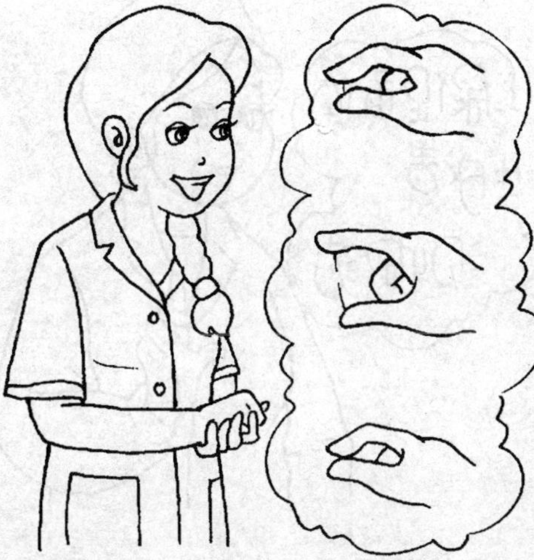

液观察法结合更能准确推断排卵日期，一般宫颈粘液高峰期早于基础体温升高日，两者结合可以提高避孕效果。有些女性排卵期有下腹疼痛，阴道少量出血，乳房胀痛、水肿或胀满等症状，可以作为观察的指标，综合起来判断排卵期，更好掌握安全的同房日期。

（5）尿促黄体生成素（LH）测定法：女性月经中期垂体分泌的黄体生成素迅速增加，起着促排卵和促黄体生成的作用。利用免疫试纸条可以快速、准确地定性测定尿液中的黄体生成素，大部分女性在尿黄体生成素阳性后的 14~28 小时内发生排卵，因此可以根据尿液中黄体生成素的测定判定是否为同房的合适时期，达到避孕的目的。使用者的月经规律可以较准确地推算安全期和危险期，应于下次月经的前 17 天开始测试，最好留取每天同一时间的第一次晨尿，每周期至少连续测试 5 天，

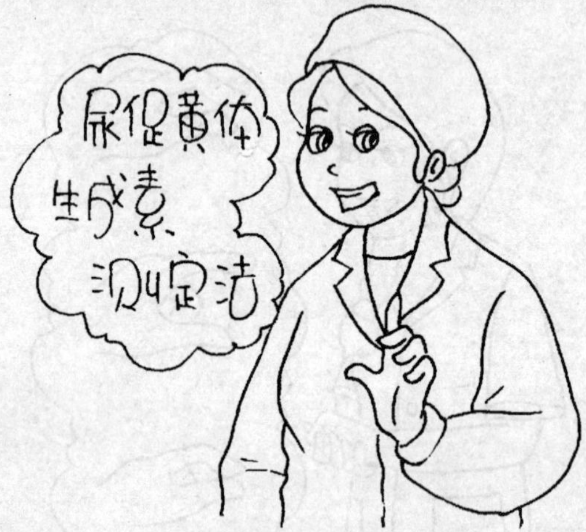

至出现明确的阳性结果，在出现阳性结果的前5天内如果同房需采取可靠的避孕措施，如出现阳性结果的前3天有过未防护的同房，则应尽快采取紧急避孕的方法。

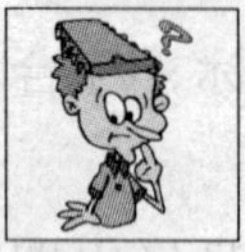

177. 安全期易受哪些因素的影响?

安全期即是月经周期中排除排卵前后的易受孕期以外的其他时期，女性的排卵易受到健康、情绪、工作、生活、环境和性生活的影响，因此安全期易受上述多种因素的影响，所以使用时不能保证绝对可靠，应考虑到上述因素的影响而适时的使用安全期避孕法或与其他避孕方法合用，增强避孕的效果。

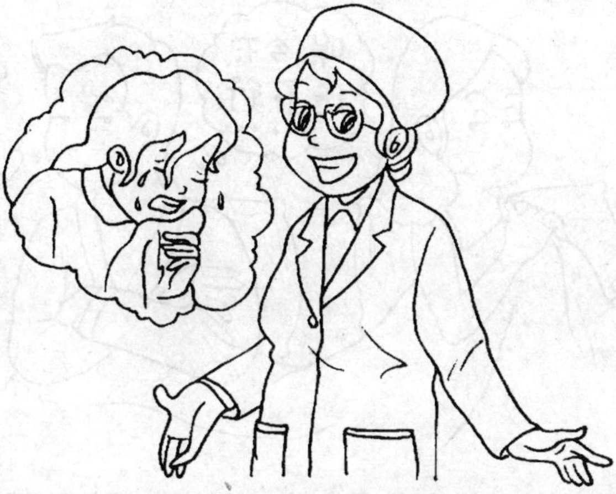

178. 安全期避孕有哪些优点？

安全期避孕自然，简便，不用特殊的工具，不干扰身体的生理功能，不会因异物感而影响夫妻的生活质量，一旦意外妊娠，胚胎不会受到不良影响，可以继续妊娠。

179. 安全期避孕有哪些不足之处？

安全期避孕方法的避孕效果差异很大，失败率约为10%~20%，与方法的严格掌握，排卵期的确切推算，夫妻之间的密切配合及是否坚持使用密

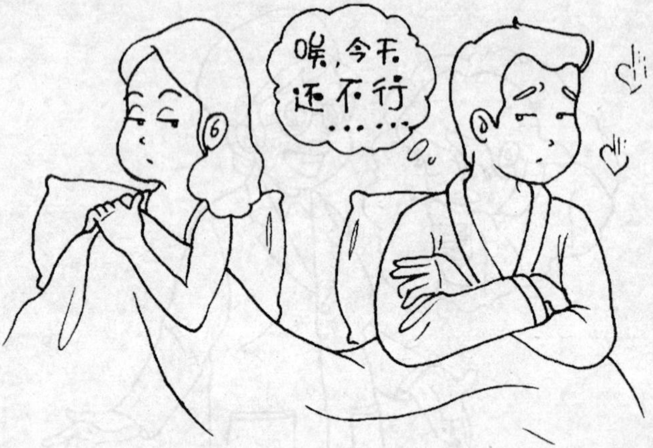

切相关，女性的排卵易受工作、环境、情绪、健康及性活动的改变而发生改变，所以此法的避孕效果不如其他方法可靠。月经不规律，探亲、新婚等采用此法的失败率较高，最好采用其他避孕方法或和其他方法合用，增强避孕效果。另外安全期避孕的方法禁欲期长，夫妇双方易产生精神和心理的压力，影响夫妻生活。必要时与其他方法合用。如果卵子排出时间较长或精子在生殖道的时间较长，成为较“老”的配子，质量较差，受精后下一代发生先天性畸形的可能性较大。

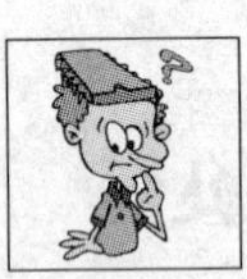

180. 什么是体外排精避孕法？

体外排精避孕法又称中断性交避孕法，是指在射精前立即将阴茎抽出，使精液排在阴道外，从而达到避孕目的的一种方法。

181. 体外排精避孕法的优点和缺点是什么？

体外排精法不需要任何药具，不需要医生的指导，无需花费与准备工作，只需夫妇双方经过一段时间的配合就能达到效果。缺点是即将射精时要求男方立刻将阴茎退出，容易造成性交中断而影响夫妻生活的质量。另外，男方正常生理状态是在即将射精时有继续深入的要求与本能，掌握不好可能将少量的精液流入阴道造成避孕失败，此方法不属提倡推广的可靠避孕方法。

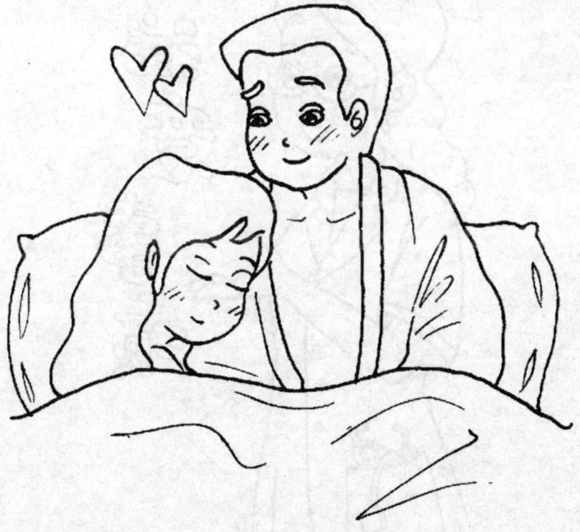

182. 使用体外排精避孕方法的注意事项是什么？

(1) 使用体外排精方法的夫妇应有较强的自控能力和经验，并能密切配合。

(2) 女方如果处于排卵期，应辅用杀精剂，提高避孕效果。

(3) 如果重复性交，应排尿冲洗掉尿道内残存的精子并加用杀精剂。

(4) 体外排精法一旦失败，应在 72 小时内服用紧急避孕药或 5 天内女方放置带铜宫内节育器，避免意外妊娠。

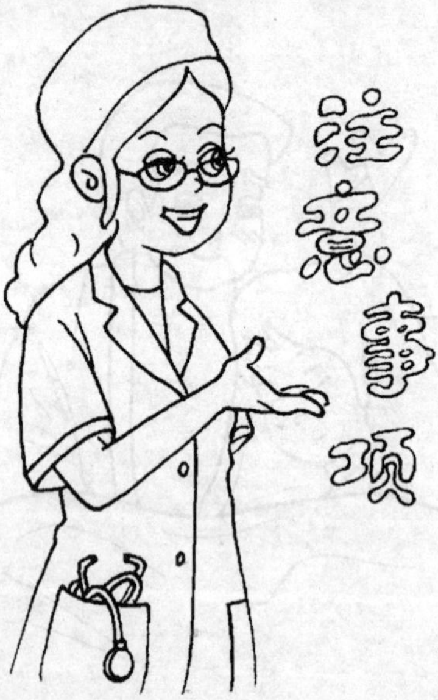

183. 什么是压迫会阴避孕法?

压迫会阴避孕法是指在即将射精时，用手指压迫会阴部尿道，阻止精液自尿道排出而达到避孕目的的一种男性节育方法。

184. 压迫会阴为什么能起到避孕的目的?

男性尿道分为四个部分，分别为前列腺部、膜部、球部和阴茎部，射精管开口于前列腺部尿道。球、膜部尿道恰好位于耻骨与会阴部之间，射精前，用手指压紧会阴部，将球、膜部尿道压向耻骨联

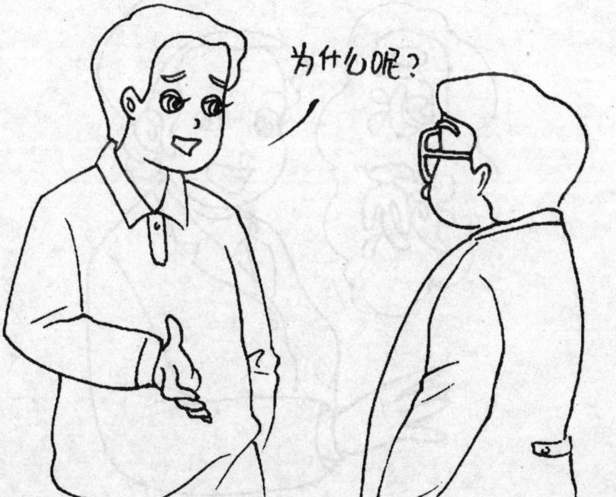

合，使尿道管闭合，射精时精液逆流入膀胱，排尿时随尿液一起排出，而不进入阴道和宫腔，起到避孕的作用。

185. 压迫会阴避孕法有哪些优点和缺点？

压迫会阴避孕法比较简便，但如果不能准确而又及时地压迫会阴，精液可以进入阴道造成避孕失败，而且精液逆流入膀胱，会刺激膀胱颈部，性生活后会出现尿频等症状，另外，因未用可靠的避孕药具，夫妇双方会担心避孕失败，精神高度紧张，影响性生活的质量，此种方法会影响正常的生理功能，不宜长期应用。

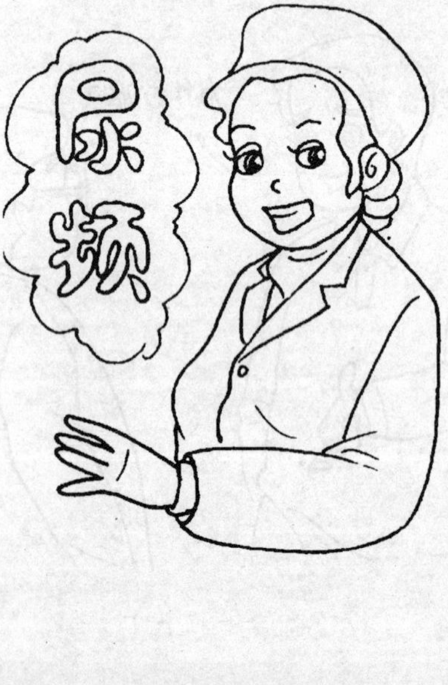

186. 使用压迫会阴避孕法应注意什么?

使用压迫会阴避孕法时应注意下列事项:

(1) 夫妇双方在未能熟练掌握此种方法之前,应采用避孕套避孕,同时可以练习此种方法,直至练习时避孕套内无精液时才能单独使用此法。

(2) 此避孕法不宜长期应用,不是常规提倡推广的避孕方法,是在没有避孕药具准备情况下的一种临时的避孕方法。

(3) 避孕一旦失败,应立即采取紧急避孕方法补救,避免意外妊娠。

(4) 临近排卵期即易受孕期不宜使用此法。

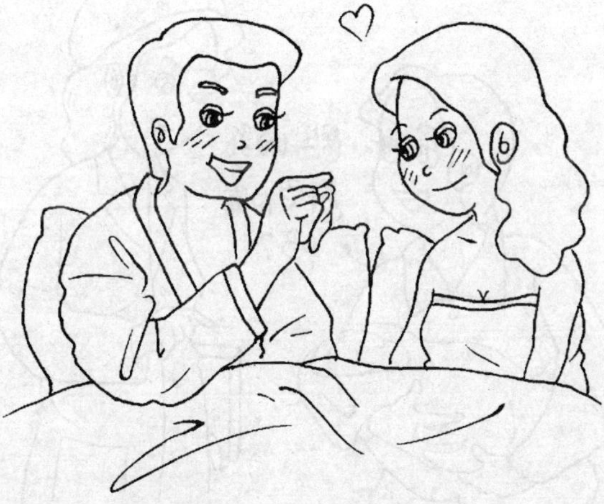

187. 哺乳避孕的方法可靠吗？

哺乳具有避孕作用，这无需质疑。在许多发展中国家，哺乳比其他避孕措施更有效，它提供了 30 个月或更长的生育间隔（非哺乳期妇女可能在产后一年内受孕）。据估计，20 世纪 80 年代的亚洲和非洲，哺乳使每个生育期的妇女减少了 1/3 的受孕机会。但是哺乳的避孕作用究竟如何？一直存有疑议，甚至在一些教科书中没有将此作为避孕方法来介绍。更甚者，听到很多哺乳避孕不可靠，不能作为避孕方法的声音。经过专家的研究发现哺乳期闭经时的避孕效果最好，这是由于吮吸刺激导致泌乳素和内啡肽的释放，抑制了排卵所需激素的产生而不能排卵。在美国和菲律宾

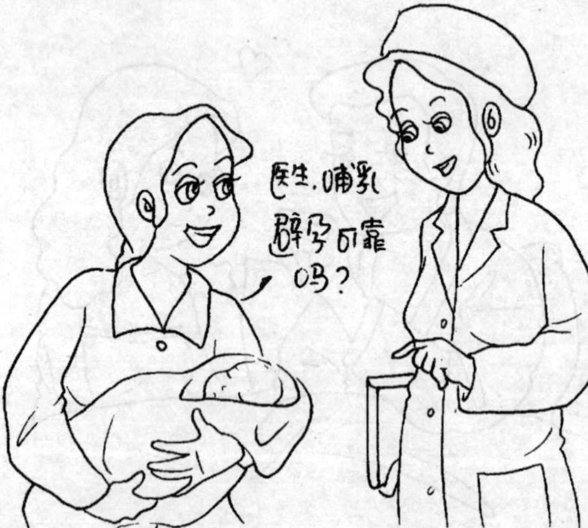

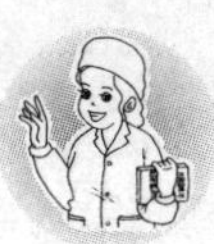

的一项研究发现，妇女产后6个月内完全哺乳时，有1%~5%的排卵危险，部分哺乳排卵的危险性不足10%；泰国的研究也类似，产后6个月内的妇女，若完全哺乳，并且闭经，约90%无排卵，在产后第一次月经来潮前，70%无排卵。最后，一组权威科学家作出了这样的结论：未使用避孕方法的全母乳喂养或接近全母乳喂养且伴有闭经的妇女，在产后6个月内，可能的妊娠风险低于2%。从而确立了在什么样条件下，单纯哺乳避孕的纲领性指南，即：产后闭经；完全或接近全母乳喂养；产后6个月以内。只有符合了上述三个条件，哺乳避孕的方法是完全可靠的。

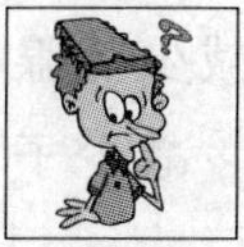

188. 为什么说哺乳妇女应该首选哺乳闭经避孕法？其显著的优点是什么？

哺乳闭经避孕法是目前世界上积极推崇的避孕方法。长期以来人们一直在寻求一种哺乳期使用的既有利于母婴健康又具有良好避孕作用的方法，而实际上哺乳本身恰恰是哺乳期使用的最好的避孕方法。一方面母乳是婴儿最好的营养物质，它无菌、易消化、含有多种免疫球蛋白，能增强婴儿对疾病的免疫力，能促进婴儿生长发育，母乳喂养的婴儿与非母乳喂养的婴儿相比，胃肠道及其他传染病和死亡率较低，尤其在贫穷的发展中国家，同时，母乳喂养还可以增进母子间的感情交流；另一方面，婴儿吮吸乳头，刺激垂体

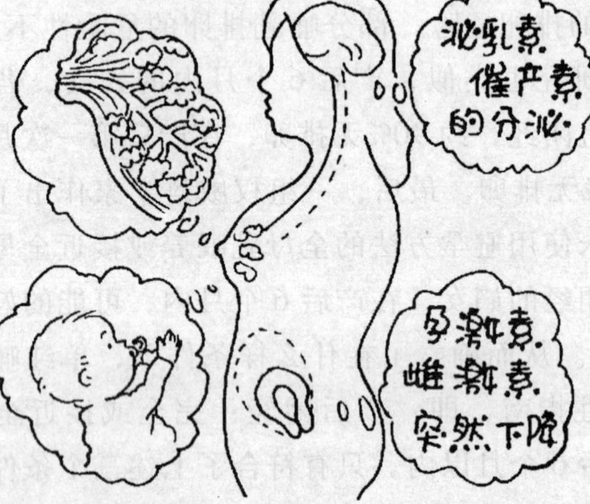

前叶分泌催乳素和垂体后叶分泌催产素，促进乳汁分泌和子宫收缩，为婴儿提供充足的乳汁，防止和减少乳腺炎的发生，促进产妇的子宫复旧及形体的恢复，减少子宫出血。

189. 哺乳闭经避孕法的避孕效果如何?

产后 6 个月内，产妇能够完全或接近全母乳喂养和持续闭经时，哺乳避孕的有效率可以达到 98%。要保证避孕效果，这三个条件缺一不可，其中完全或接近全母乳喂养应为核心，因为只有全母乳喂养，才能给予乳头以足够的刺激，才能抑制排卵。完全或接近全母乳喂养是指：①产后 4~6 个月内单纯依靠母

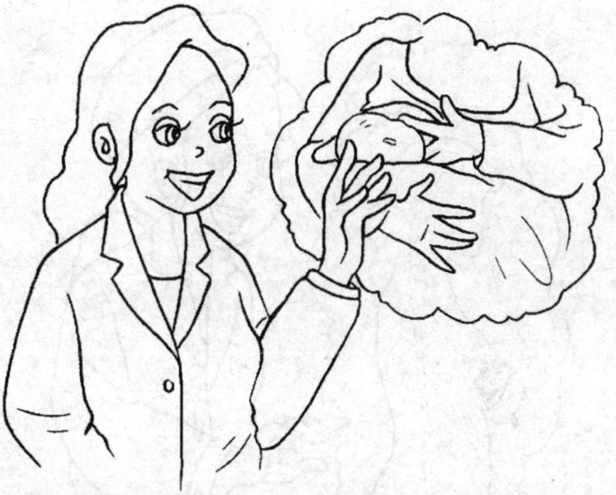

乳喂养；②婴儿饥饿时，无论日夜均可随时哺乳；③如添加辅食，先哺乳后添加辅食；④产妇或婴儿生病时坚持哺乳；⑤不给婴儿使用奶瓶、橡皮或仿造奶头。

190. 哺乳闭经避孕法的避孕机制是什么？

哺乳避孕的机制是妇女哺乳时，婴儿吮吸乳头，刺激垂体前叶分泌催乳素和垂体后叶分泌催产素，抑制促性腺激素的释放，卵巢缺乏促性腺激素的作用，卵泡不能正常发育，排卵受到抑制，也没有子宫内膜的周期性脱落与出血即月经，最终起到避孕作用。研究表明产后 2 个月，吸吮 10 分钟后催乳素水平可增加 2.5 倍，30 分钟后催乳素的释放达到高潮，停止吸吮后 3 小时恢复到哺乳前水平。一般来说，吸吮刺激的次数愈多，妇女排卵的可能性愈小，可见，足够的哺

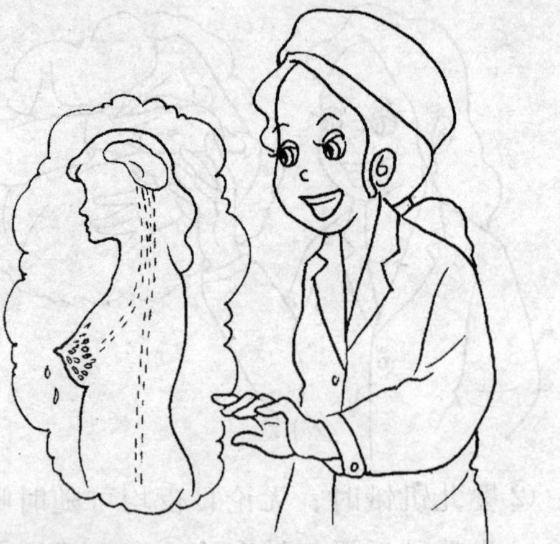

乳时间和次数是维持有效避孕的关键，完全或接近全母乳喂养，是达到避孕有效的保证。

191. 产妇在哪些情况下不宜使用哺乳闭经避孕法？

确保哺乳闭经避孕法的效果，关键在于必须维持有效的吸吮，导致排卵抑制和闭经。一般来说，吸吮刺激的次数愈多，妇女排卵的可能性愈小，当添加辅食或由于疾病哺乳减少时，吸吮刺激减少，妊娠和排卵的机会增加。因此，如果出现影响哺乳并由此影响闭经期限的疾病和情况，不应使用哺乳闭经避孕法。

乳母患有急慢性传染病如活动性病毒性肝炎、肺结核，不能哺乳，以防传染给婴儿；乳母为艾滋病毒感染者，或乳房患有开放性梅毒性损伤不能哺乳；乳母患有内分泌疾病如糖尿病、甲状腺疾病也不能哺乳，以免母亲内分泌的改变影响婴儿的生长发育；患有精神病的母亲不能哺乳，以免造成对婴儿的伤害。

因为80%的药物可以进入到乳汁中，乳母在服用一些药物时不能哺乳，以防引起婴儿的中毒，这些药物包括：利血平、麦角胺、抗代谢药、环孢菌素、类固醇激素、溴隐停、放射性药物、锂、某些抗凝药以及改变情绪的药物。

婴儿如果患有某些不宜母乳喂养的疾病：如先天性口、颚畸形导致的吮吸困难；需要特殊护理的新生儿、低体重儿和早产儿；如果婴儿患有某些代谢性疾病，例如苯丙酮酸尿症不能母乳喂养，因为该病是一种酶的缺陷，必须有特别的配方乳喂养，否则可使婴儿智力低下，惊厥发生，造成终生的损伤。

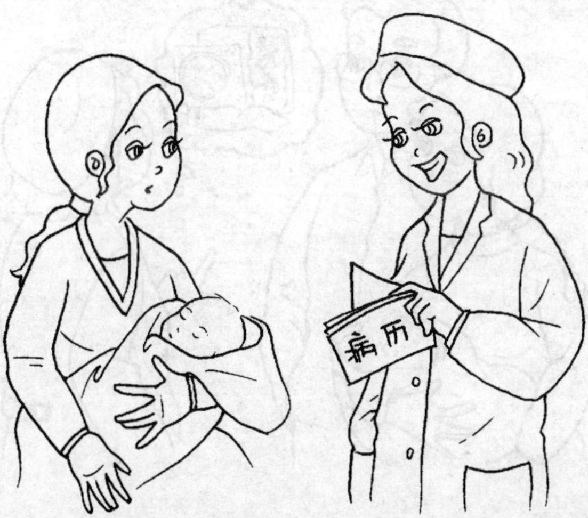

192. 哺乳期妇女应如何选用避孕方法?

当哺乳期妇女产后超过6个月，月经恢复或婴儿添加较多的辅食，有发生妊娠的危险时，不宜继续单纯使用哺乳避孕。此时，如果打算继续母乳喂养，应开始加用一些不影响乳汁分泌，适用于哺乳期妇女使用的避孕方法，如宫内节育器、纯孕激素避孕药、针或皮下埋植剂、屏障避孕法。哺乳期妇女不能使用含雌激素的避孕药，如复方口服避孕药等，因药物中的雌激素能够抑制乳汁分泌，并有可能引起婴儿性器官的畸形。

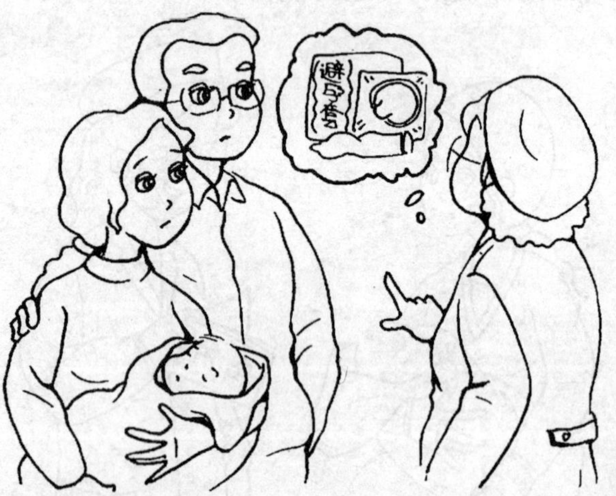

193. 什么是紧急避孕？

紧急避孕是在无保护性交或者避孕失败后，72 小时内服用紧急避孕药或 5 天内放置宫内节育器的一种紧急补救措施，以达到预防非意愿妊娠发生、减少流产的目的，保护妇女的身心健康。

194. 哪些情况下需要紧急避孕？

首先是性生活时因某种原因未采取避孕防护措施，而又不愿意妊娠或不能妊娠的妇女需要紧急避孕。其次是避孕方法使用错误或发生意外情况，可能导致意外妊娠，如避孕套破裂、滑脱，阴道隔膜、宫颈帽放置不当，安全期计算错误，宫内节育器脱

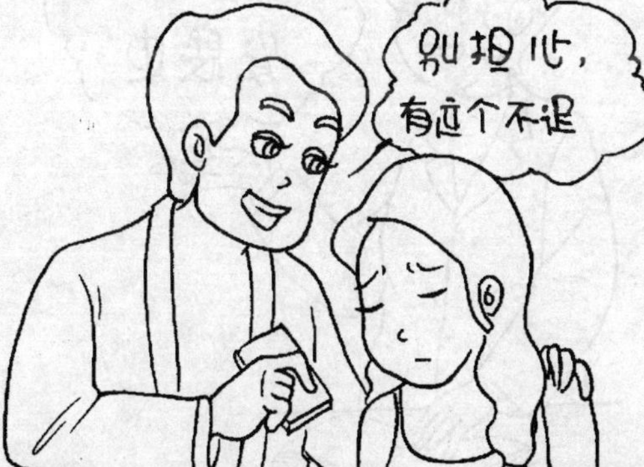

落，体外排精失败，漏服口服避孕药，延误避孕针剂的注射等。还有未采取避孕保护的性犯罪受害者。无保护性生活后 72 小时内可以服用紧急避孕药物，初孕未产、未做过手术流产的妇女适合采取药物紧急避孕。无保护性生活后超过 72 小时，但在 120 小时内应采用节育器紧急避孕，经产妇、有流产史的未产妇女适合采取放置节育器的方法紧急避孕。

195. 知道紧急避孕药是如何发展起来的吗？

20 世纪 60 年代早期，荷兰的计划生育先驱 Ahaspels，首先将高剂量的雌激素，用于一个 13 岁的遭遇强暴的受害者，这成为紧急使用甾体激素防止非意愿妊娠的第一张处方，紧接着又对其他配方

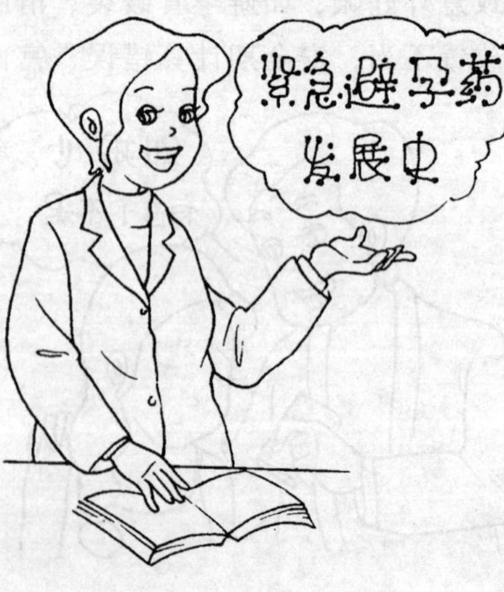

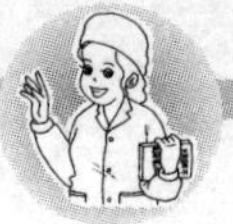

进行了研究。到了 20 世纪 70 年代，加拿大的医生 Albert 发表了他研究的 Yuzpe 方案，将高剂量雌激素，改为目前已普遍接受的方案，即应用增加剂量的复方口服避孕药，该方案是由含有炔雌醇 0.05mg 与左炔诺孕酮 0.5mg 组成的，在很长的一段时间内都在使用。1996 年，匈牙利的药品公司在匈牙利注册了 Yuzpe 方案的产品。由于 Yuzpe 方案雌激素的不良反应较大，开始了单纯孕激素方法的研究，最后研制成功了左炔诺酮紧急避孕药，目前该方法已经替代了传统的 Yuzpe 方案。另外，抗孕激素米非司酮用于紧急避孕也显示了较好的前景。

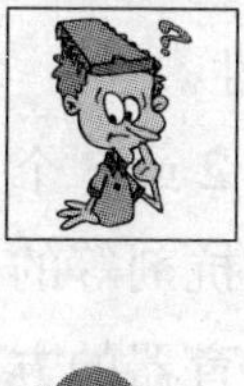

196. 紧急避孕有哪些方法？

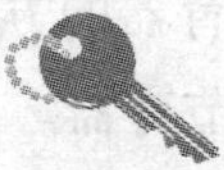

紧急避孕主要有两类方法，一类是药物紧急避孕，一类是宫内节育器紧急避孕。紧急避孕药物有以下几种：

（1）高剂量雌激素。已烯雌酚（DES）50 毫克/天，共 4~6 天，以后改为 25~50 毫克/天或炔雌醇（EE）0.5~2 毫克/天，共 5 天。雌激素必须在性生活后 72 小时内给予。因为高剂量雌激素可引起恶心、呕吐、头晕、头痛、乳胀、月经紊乱等副反应，而且增加宫外孕的可能性，所以不常用。

（2）复方雌激素。国产复方左旋 18-甲炔诺孕酮短效口服避孕药或复方 18-甲短效避孕药，于性生活后 72

小时内首服 4 片，间隔 12 小时再服 4 片。

(3) 单纯孕激素。左炔诺孕酮片 0.75 毫克/片，无保护性生活后 72 小时内尽早首次服用一片，隔 12 小时再服一片；速效探亲片每次半片，间隔 12 小时再服半片。

(4) 双炔失碳酯（53 号探亲抗孕片）。避孕失败后尽量在 10 小时内（翌晨）口服 53 号避孕片一片，以后连续每晚一片，共 4 片，再隔日一片，共 8 片，如果在排卵期内则可服至 10 片，因服药频繁，有效率不理想，现不推荐使用。

(5) 抗孕激素米非司酮。无保护性生活后 72 小时内首次服用米非司酮 25mg，现正探讨最低有效剂量及延长至无保护性生活后 120 小时内服用的可能性。

(6) 其他如丹那唑，400mg 每 12 小时一次，2 或 3 个剂量。此外，孕三烯酮和促性腺激素释放激素拮抗剂等的紧急避孕作用及临床应用仍在研究之中。宫内节育器的方法为在无保护性行为后 120 小时内放置带铜宫内节育器。

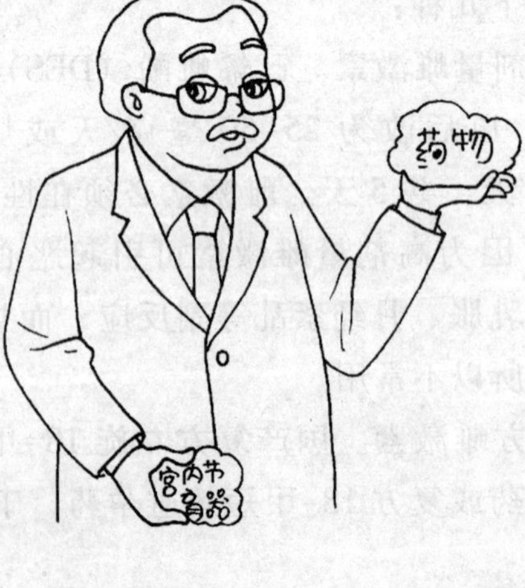

197. 紧急避孕的作用机制是什么？

紧急避孕药物可以通过干扰排卵或受精过程的多个环节，作用机制随药物的种类、剂量、用药次数和服药时间而有所不同。

（1）大剂量的雌激素是通过下丘脑阻抑垂体促性腺激素，FSH 和 LH 的分泌而抑制排卵，也可以影响子宫内膜的正常发育而阻止胚泡着床或加速卵子运行及卵巢黄体退化而达到避孕的目的，雌激素还能造成碳酸酐酶活性的降低而不利于胚泡着床。

（2）雌孕激素紧急避孕法，主要表现为子宫内膜的改变，使子宫内膜发育与孕卵发育显著不同步，从而不利于受精卵着床。

（3）孕激素通过改变排卵前垂体的 FSH 与 LH 的正

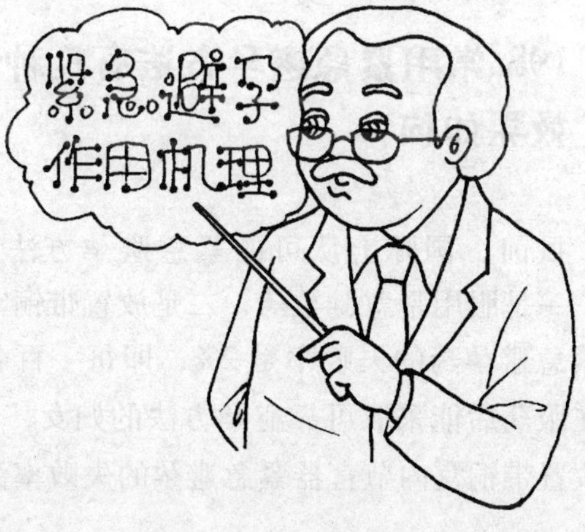

常高峰分泌，从而抑制排卵，扰乱下丘脑–垂体–卵巢轴的正常调节功能，改变宫颈粘液的化学及物理性质，抑制精子穿透，干扰黄体功能，影响子宫内膜不利于胚泡着床及发育。

(4) 丹那唑通过以下机制阻止受孕，它可以抑制下丘脑 GnRH 及垂体促性腺激素和孕激素受体，不利于胚泡着床；影响黄体合成孕酮的功能；促进雌激素和孕激素的代谢并抑制子宫内膜的生长。

(5) 米非司酮紧急避孕的原理为抑制卵泡发育；延迟排卵；诱导黄体溶解；抑制子宫内膜的发育和功能；阻止内膜向分泌期改变；诱导上皮退化，蜕膜细胞凋亡，血管收缩退化，内膜与着床不同步。

(6) 宫内节育器（IUD），特别是带铜节育器效果较好，它的作用机制主要是引起子宫内膜的改变，杀伤精子，阻止受精卵着床，通过激发内源性前列腺素，直接作用于早期胚胎，对胚胎有毒性作用。

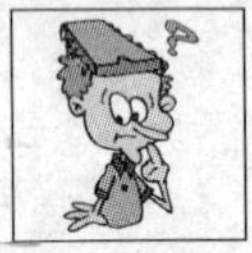

198. 常用紧急避孕方法有几种？避孕效果如何？

目前，国际上认可的紧急避孕方法有两种，一是服用紧急避孕药，二是放置带铜宫内节育器。各种紧急避孕药的失败率是 2%，即每一百名正确服用药物并在服药后能采取可靠避孕方法的妇女，可能有 2 人妊娠；放置带铜宫内节育器紧急避孕的失败率为 1%。

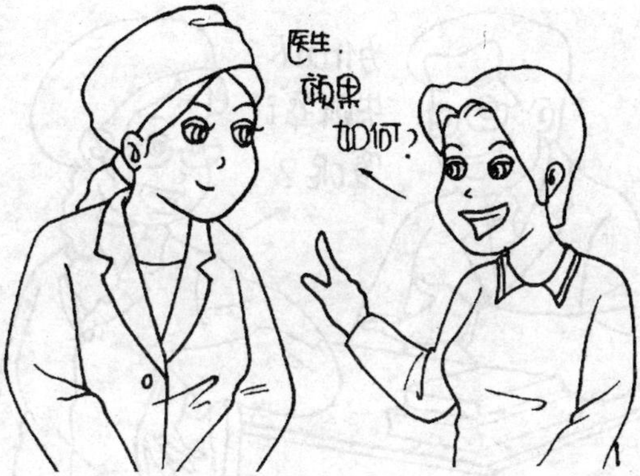

199. 目前最常使用的紧急避孕药有哪两类？

一类是纯孕激素制剂左炔诺孕酮紧急避孕药，一类是抗孕激素制剂米非司酮。前者为非处方药，在药店可以自行购买，后者为处方药必须在医生的指导下使用。

200. 为什么紧急避孕的效果要以失败率计算？

一般避孕方法的有效率是每百名妇女常规使用一定时间，一般为 12 个月的有效率。但是，紧急避孕是在一个月经周期中单次使用，所以这种计算有效率的方法对紧急避孕不实用。如果频繁使用紧

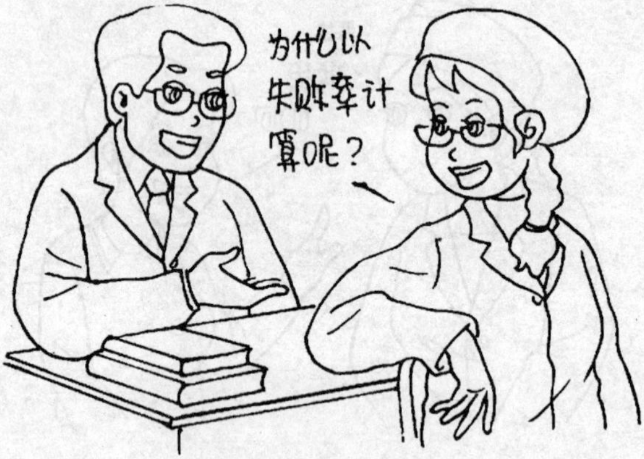

急避孕药物，在一个完整使用年中失败率比常规避孕药高，所以紧急避孕药不适合常规使用。表示紧急避孕效果的方法一般是计算使用失败率，即每百名妇女使用紧急避孕，其中发生妊娠人数，紧急避孕药失败的范围是1%~3%，释放铜的宫内节育器的失败率低于1%。

201. 我国上市的第一个紧急避孕药是什么?

毓婷是我国第一个上市的专门用于事后紧急避孕的口服药品，也是国内第一个非处方口服紧急避孕药，由北京第三制药厂生产，成份为单纯孕激素左炔诺孕酮，有2片装和4片装两种，每片含左炔诺孕酮0.75mg，因其安全，避孕效果好，不良反应小，使用方便，可在药店自行购买，自从1998年4月上市以来，深受广大寻求紧急避孕妇女的青睐。

202. 紧急避孕药——毓婷有何优点？

安全，方便，经济。已有的研究证实口服左炔诺孕酮是目前国际上采用的最佳紧急避孕方法。属单纯孕激素药物，剂量小，不良反应小，对心血管系统及下次月经影响小，对今后生育无影响，还可用于哺乳期妇女；服用次数少，使用方法简单；获取方便，可随时从药店购买。

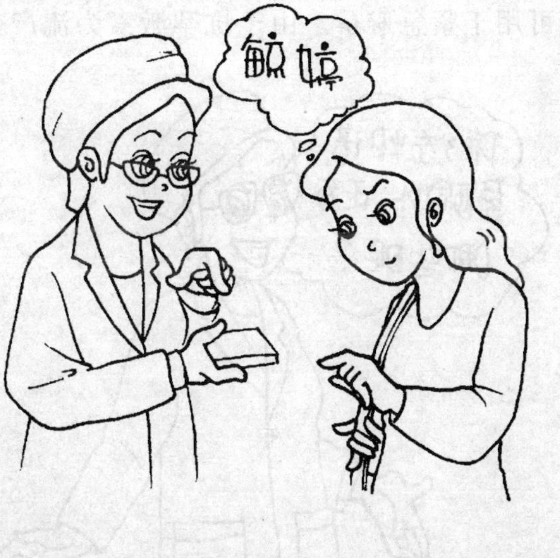

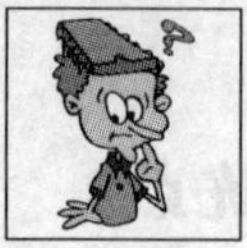

203. 除左炔诺孕酮外，目前还有哪些口服药物能用于紧急避孕？

除专门的紧急避孕药左炔诺孕酮外，可以用于紧急避孕的口服药物还有：雌孕激素复方（Yuzpe方案），抗孕激素米非司酮等，使用方法如下：

雌孕激素复方（Yuzpe方案）：每次服炔雌醇加左炔诺孕酮，间隔12小时再服一次，如用药后2小时内发生呕吐，应补服1片。由于该方案中含有较大剂量的雌激素，用后恶心、呕吐的不良反应发生率高，且不适用于对雌激素有禁忌的妇女，目前，已被毓婷及其同类产品替代。

抗孕激素米非司酮：单次口服25mg或者10mg米非司酮可用于紧急避孕。由于抗孕激素为流产药物，为

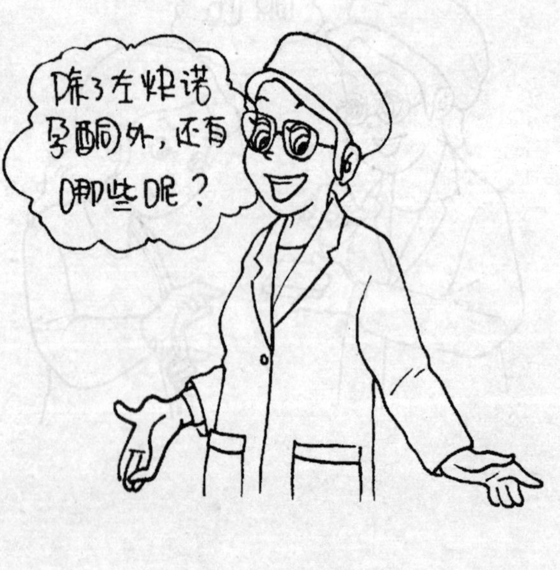

安全起见，用于紧急避孕时也应作为医生的处方药，在严格管理下使用。另外，米非司酮用于紧急避孕的最佳剂量及可否作为紧急避孕药上市尚在研究中。

204. 53 号探亲抗孕片可以用作紧急避孕吗？

是的。53 号探亲抗孕片是我国自行研制的探亲避孕药，每片含双炔失碳酯 7.5mg，在药店可以买到。服法为同房后每晚服 1 片，连服 3 天，但在同房后的次晨（尽量同房后 10 小时内）需加服 1 片，第三天后隔日晚上服 1 片，共 8 片，可以用于紧急避孕。53 号探亲避孕药的效果不如左炔诺孕酮理想，不良反应也稍大，使用方法相对复杂，故不宜作为紧急避孕的首选药物。

205. 为什么有人使用了紧急避孕还怀孕了呢？

尽管，使用紧急避孕可以避免大部分非意愿妊娠，但效果不是百分之百，这点与所有的避孕方法是相同的。各种紧急避孕药的失败率为 2%，放置带铜宫内节育器的失败率低于 1%。使用紧急避孕药的妇女，如预期下次月经的一周后月经仍未来潮，应考虑妊娠的可能，同时做尿妊娠试验，明确是否妊娠。值得注意的是，不少失败是由于使用不当造成的。在一项紧急避孕的扩大临床研究中，共接纳了849名妇女，结果有6名妇女妊娠，在对这6名妇女的原始资料分析中发现，这6名妇女均有再次未保护同房史，其中有5人未采用可靠的避孕措施。再次未保护同房发生妊娠的情况，多发生于月经前半期的服药，即排卵前服药，药物使排卵延迟，再次未保护同房，恰使推迟排出的卵子与精子结合造成妊娠。因此，紧急避孕使用者及服务提供者一定要牢记：紧急避孕药仅对本次的未保护同房有效，如果紧急避孕药使用者在以后几天或几周内继续有无保护性生活的话，紧急避孕对她没有保护作用。在本周期如果有性生活必须采用避孕套等可靠的避孕方法。

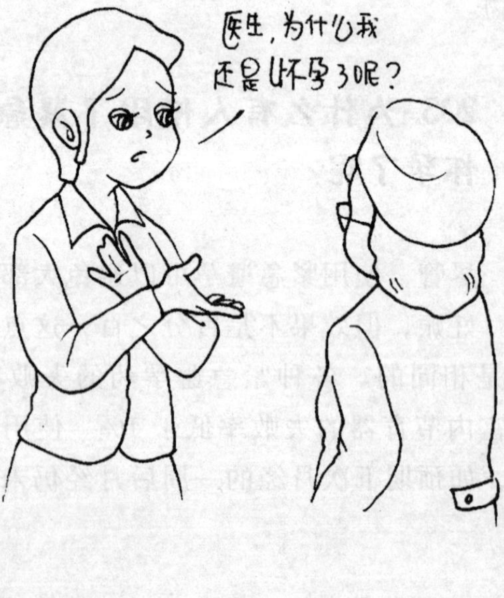

206. 紧急避孕会出现哪些不良反应？出现不良反应该怎样处理？

紧急避孕会出现下列不良反应：

（1）恶心：服用紧急避孕药物后约有20%~50%的妇女会发生恶心，一般不会超过24小时，可以少量进食后或临睡前服用，预防性给予止吐药也会减轻恶心，恶心发生之后再给抗吐药一般没有作用。

（2）呕吐：约有5%~20%的妇女会发生呕吐，如果呕吐发生在服用避孕药物后2小时内，应重新给药，严重呕吐者，再次给药可改为阴道给药。

（3）不规则出血：大部分妇女服用紧急避孕药后，月经按时来潮或略前提或错后，少数妇女可能出现点滴出血，无需特殊处理，这是由于宫内节育器干扰了子宫内膜或药物干扰了正常的内分泌功能而引起的。随着对

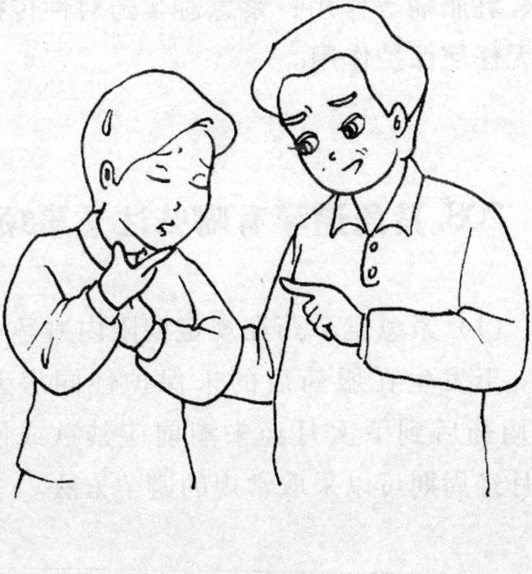

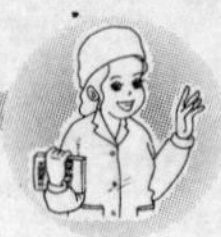

宫内节育器的逐渐适应，药物的代谢、排出，正常的月经周期会恢复。如果月经延长超过一周，应做尿妊娠试验检查。

(4) 还有部分妇女出现头痛、眩晕、乏力、乳房胀痛等不良反应，这些不良反应一般不超过 24 小时，阿司匹林或其他止痛药可以减轻头痛或乳房不适。

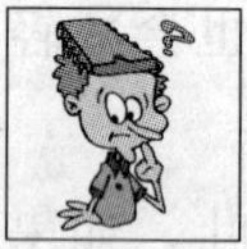

207. 紧急避孕药的缺点是什么？

如果服用紧急避孕药后，有再次的未防护的同房，仍可以导致妊娠，即使用失败；紧急避孕药仅使用于紧急情况，与常规避孕药相比，失败率略高，不良反应增加，所以不宜频繁使用紧急避孕药；服用紧急避孕药后会出现恶心、呕吐、子宫出血、头痛、头晕、乳胀痛等作用；紧急避孕药对性传播疾病包括艾滋病无任何保护作用。

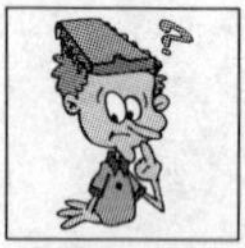

208. 紧急避孕有哪些注意事项？

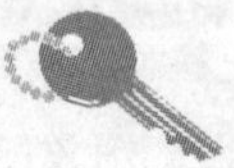

(1) 紧急避孕药在规定期限内避孕有效，对于发生在服药后的未保护性同房无保护作用，所以用药后到下次月经来潮前应禁欲或使用避孕套，下次月经周期可以采取常规的避孕方法。

（2）紧急避孕药可能会影响下次月经来潮，比正常略提前或延迟，宫内节育器还可以引起子宫出血或腰酸疼不适，不需特殊药物处理，适应一段时间后会好转。

（3）下次月经延迟一周应做尿妊娠检查，排除妊娠。

（4）紧急避孕药物不能作为常规避孕方法应用，否则失败率及副作用会增加，应尽快采取常规有效的避孕方法。

（5）服用紧急避孕药后 2 小时内发生呕吐，应立即补服同样剂量的药物并使用止吐药，若呕吐严重，再次给药应采用阴道给药等其他途径。

（6）紧急避孕失败后发生妊娠，应根据自身情况与医生协商如何处理，现无确切的资料证实紧急避孕药对胎儿的致畸作用。

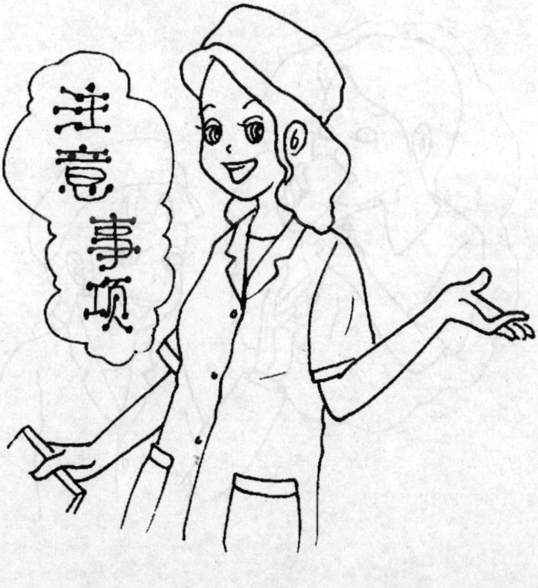

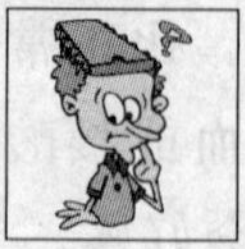

209. 为什么紧急避孕药不能在短期内反复使用？

临床上我们发现有些妇女在短期内，甚至在同一个月内反复要求紧急避孕。广大妇女应当知道紧急避孕是在紧急情况下采取的一种补救措施，不能作为常规的避孕方法在每次同房后使用。尽管，紧急避孕药，药量小，在体内存留的时间短，使用安全，但由于药物左炔诺孕酮对子宫内膜的影响，短期内反复使用会引起月经紊乱，因此，育龄妇女应该记住，紧急避孕药不宜在短期内反复使用。

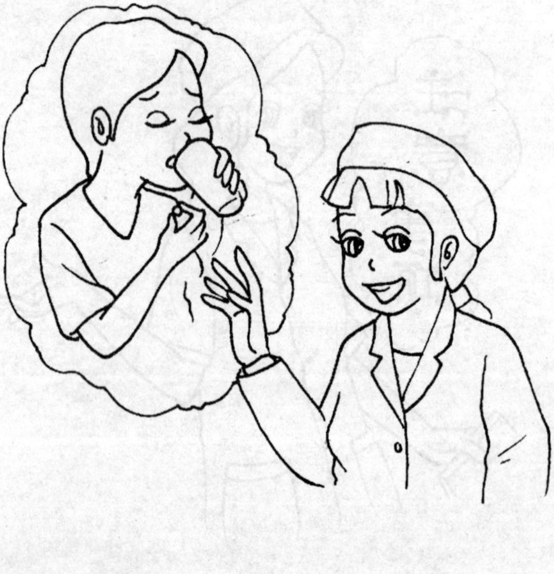

210. 为什么紧急避孕药对再次无保护同房无作用？

服用紧急避孕药后，可能发生排卵抑制或者排卵延迟，尤其在月经前半周期的服药，即排卵前服药，常常造成排卵延期，此时如果发生再次无保护同房，恰使推迟排出的卵子与精子结合，发生妊娠。除放置宫内节育器紧急避孕外，无论使用何种紧急避孕药，均对再次无保护性交无作用。因此，服用紧急避孕药后到下次月经前这段时间内，如果发生同房一定要使用可靠的避孕方法，如避孕套。

211. 万一紧急避孕失败了，怎么办？

任何一种避孕方法的效果都不是百分之百，药物紧急避孕的失败率为2%，带铜宫内节育器紧急避孕的失败率为1%，无论两种方法中哪种失败，都建议终止发生的意外妊娠。从理论上说，由于紧急避孕药剂量小，即使失败，对妊娠应无太大影响，还有人报道，有些妇女不知道妊娠而继续服用紧急避孕药，结果并未增加出生缺陷或者其他问题。尽管如此，由于服药后足月分娩的例子还很少，不能匆忙下结论，为保险起见，建议终止妊娠；如果是放置带铜宫内节育器妊娠也应及时终止。

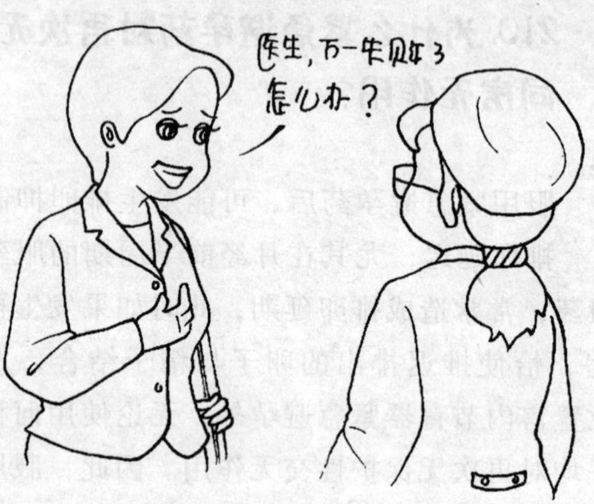

212. 在哪些地方可以得到紧急避孕服务？

如果发生未保护同房在 72 小时之内，你可以去药店直接购买紧急避孕药毓婷，依说明书服用；也可以去当地的医院或计划生育服务的提供部门，请求帮助，服用毓婷或抗孕激素紧急避孕，后者只能在医生指导下使用；如果未保护同房超过了 72 小时，尚在 120 小时之内，只能在有条件的地方放置带铜宫内节育器。几乎全国各省的计划生育科研所都开通了紧急避孕热线，如有相关问题可以电话咨询。

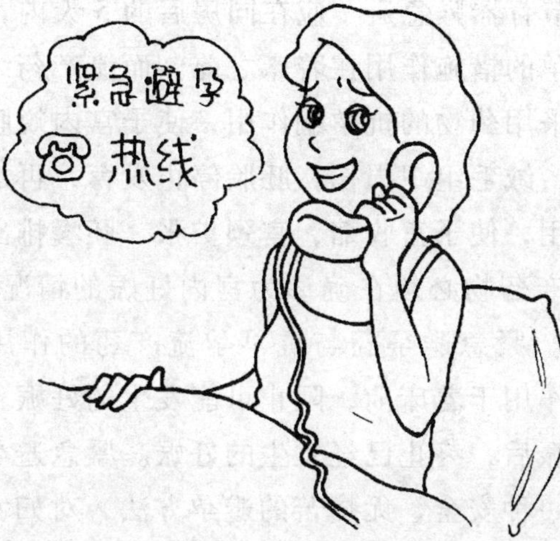

213. 为什么说紧急避孕药不是流产药？

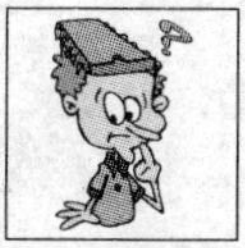

生理情况下，对月经规律的妇女，排卵一般发生在预期下次月经前的第 14 天，如果排卵时女性生殖道内有具有受精能力的精子存在，受精即可在输卵管壶腹部内完成，受精卵一般需经 6 天左右的时间在子宫内膜着床，就意味着妊娠。目前使用的紧急避孕药的作用是抑制或延迟排卵，干扰精卵结合或阻止受精卵着床；放置宫内节育器紧急避孕的作用主要是干扰受精或着床。一旦受精卵已在子宫内膜着床，紧急避孕措施就无效了。因此，紧急避孕措施的使用有严格的时限性，使用紧急避孕药必须在同房后的 72 小时内，放置宫内节育器紧急避孕应在同房后的5天内，都是要使紧急避孕的措施作用在着床之前。而流产药终止妊娠的机制是采用药物的抗孕酮作用，使子宫内蜕膜细胞变性、坏死，绒毛组织损伤，胚胎停止发育，再加上前列腺素的作用，使子宫收缩，宫颈扩张，胚囊排出而终止早孕。流产药物必须在确诊为宫内妊娠的情况下使用。由此可见，紧急避孕药与抗早孕流产药的作用完全不同。前者作用于着床前，阻止可能发生的妊娠，而后者作用于妊娠后，终止已经发生的妊娠。紧急避孕不是流产，而是一种安全、无痛苦的避孕方法，对妇女的生活和身体都无影响。

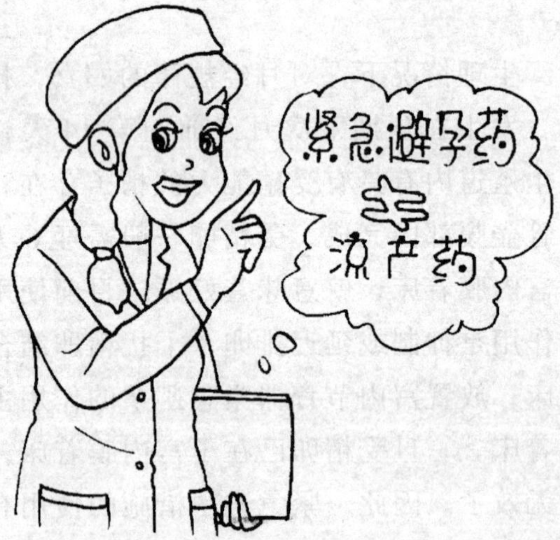

214. 什么是宫内节育器紧急避孕？

在无保护性交后的120小时内放置带铜宫内节育器，是一种有效防止非意愿妊娠的紧急避孕方法。这种紧急避孕方法避孕的效果满意，失败率低于1%，是经产妇女及无保护性交或避孕失败超过72小时妇女的首选的紧急避孕方法，但使用时应慎重除外盆腔炎及性传播疾病的感染迹象及危险因素。通过杀伤精子，使子宫内膜发生炎症反应，影响受精卵的植入和着床而起到紧急避孕的作用。如果一个妇女发生了无保护性交或避孕失败，请在无保护性交或避孕失败后的

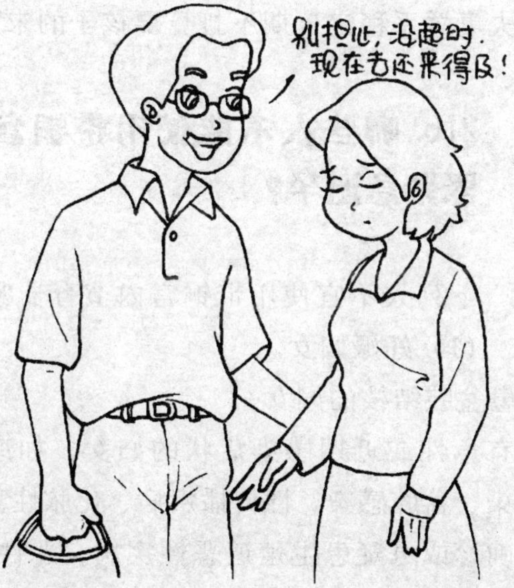

120 小时内，去医院或计划生育服务的提供部门，由经过培训的医护人员放置合适的带铜宫内节育器，可以有效地防止非意愿妊娠。

215. 哪些情况特别适宜宫内节育器紧急避孕？

（1）无保护性交或避孕措施失败后 120 小时内，要求紧急避孕的妇女特别适用。

（2）无保护性交或避孕措施失败超过 72 小时，不能使用紧急避孕药的妇女。

（3）考虑使用宫内节育器长期避孕的要求紧急避孕的经产妇女。

（4）夫妻关系稳定近期不打算要孩子的未产妇女。

216. 哪些人不能使用带铜宫内节育器紧急避孕？

下列人不宜使用带铜宫内节育器紧急避孕：

（1）妊娠妇女。

（2）患盆腔结核的妇女。

（3）有急性或近期感染症状的妇女，如产褥感染、流产后感染、盆腔感染、性传播疾病、化脓性宫颈炎等。

（4）确诊或可疑患生殖道恶性疾病，恶性妊娠滋养叶细胞疾病者。

（5）先天性宫腔形状异常或子宫肌瘤影响宫腔形态而不宜放置节育器者。

（6）有原因不明的阴道出血者。

（7）对铜过敏的妇女。

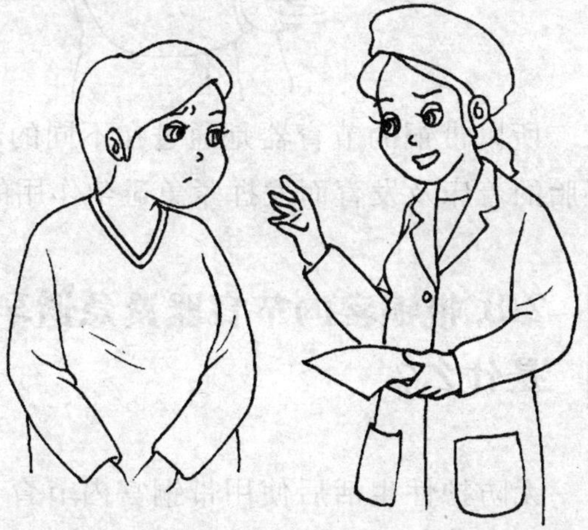

217. 带铜节育器紧急避孕的作用机制是什么？

在宫腔内放置节育器，干扰子宫内膜正常的生理变化，导致子宫无菌性炎症，受精卵无法植入和发育；带铜节育器释放的铜离子干扰精子的运动能力，杀伤精子，减少到达输卵管的精子的数量，减少受精的机会；铜离子对胚胎有毒性作用，影响胚胎的发育；铜离子还可以影响某些酶的活性而抑制受精和胚

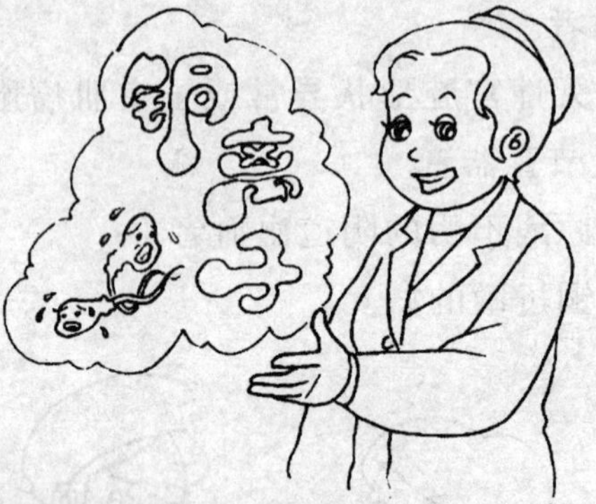

胎的植入。所以带铜的节育器是通过在不同的环节干扰受精和胚胎的着床及发育而发挥紧急避孕作用的。

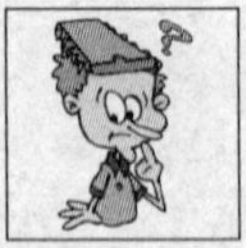

218. 带铜宫内节育器紧急避孕的优点是什么？

无防护性生活后使用带铜宫内节育器紧急避孕的妇女失败率不超过1%，低于紧急避孕药的失败率：带铜宫内节育器紧急避孕的时间范围可以

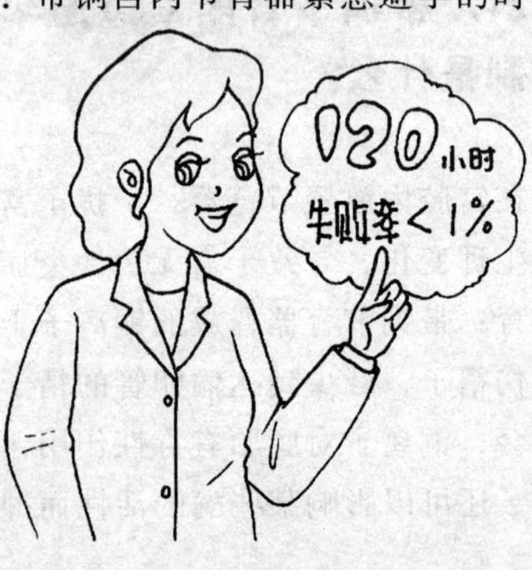

延长至 120 小时，没有紧急避孕药物引起的恶心、呕吐等副作用；带铜节育器放置后即起到长期避孕的作用，不会发生服用紧急避孕药后无保护性生活所致的避孕失败，带铜节育器的有效避孕时间超过 10 年，能同时提供长期有效避孕方法。

219. 宫内节育器紧急避孕的缺点有哪些？

（1）放置带铜宫内节育器对盆腔炎和性传播疾病均无防护作用，因此在放器前应慎重除外 PID 或 STD 的感染迹象。

（2）不能自行实施，因放置需要受过专门训练的医务工作者操作，并需要手术设备和器械，必须去医疗单位或计划生育服务部门放置。

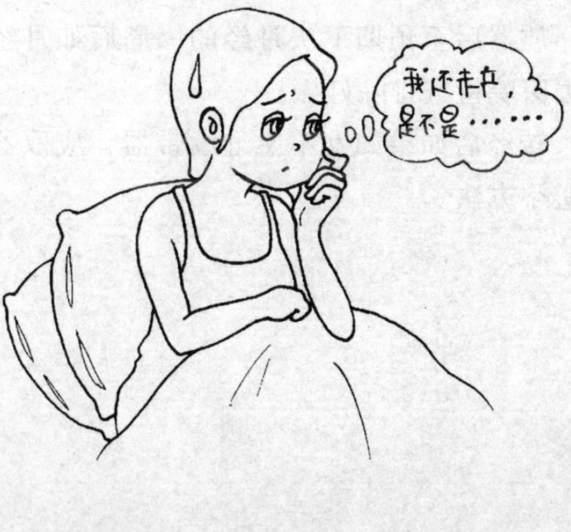

（3）对未婚、未产者可能有一定顾虑。

（4）放置宫内节育器后可能出现出血、疼痛的副反应。

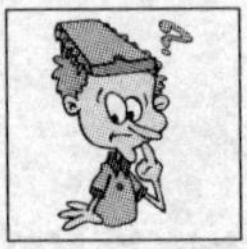

220. 实施宫内节育器紧急避孕应注意什么？

（1）有盆腔炎及性传播疾病感染迹象的妇女，不能使用。

（2）对宫腔较小的未产或哺乳期妇女，可推荐使用母体乐铜 375 宫内节育器，带铜宫型及吉尼宫内节育器。

（3）放置时注意无菌操作，将性生活后放置节育器的感染风险降低至最低限度。

（4）放器后应按期随访，出现发热、盆腔疼痛、阴道脓性分泌物等感染迹象时立即返诊。

（5）放器后至预期下次月经的一周后如月经仍未来潮，应去医院检查排除妊娠。

（6）转经后如果妇女不愿继续带器，应取器并提供合适的避孕方法。

221. 使用带铜宫内节育器紧急避孕后可能会发生哪些情况？如何处理？

使用带铜宫内节育器紧急避孕后，可能会发生腹痛，这是子宫受到刺激出现宫缩引起的，对症服用阿司匹林、消炎痛或芬必得等可以止痛；放置带铜宫内节育器以后可能会出现少量出血的症状，以后的月经量有可能增多，经期可能延长，周期缩短，不规则出血等，这是常见的不良反应，不必特殊处理，如果异常过量出血或导致贫血等，应就诊；月经延期超过一周，应做尿妊娠检查及 B 超检查，若宫内孕，必须尽快手术流产；应提高警惕，注意宫外孕的可能；如果使用带铜宫内节育器后，不愿继续放置作为长期避孕措施，应在转经后月经干净 3~7 天内取器；如果使用者要求使用带铜宫内节育器作为长期避孕措施，应按期随访，如果出现不良反应或并发症应及时返诊，如脓性分

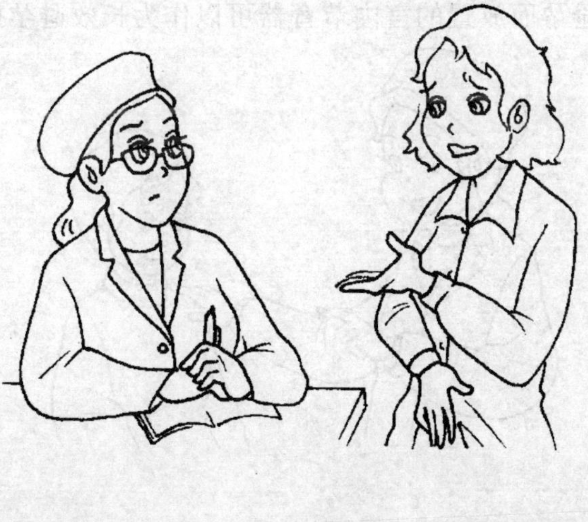

泌物、发热、盆腔疼痛等；尾丝消失或延长，应返诊检查带铜节育器是否脱落或位置下移，否则易影响避孕效果，发生意外妊娠。

222. 使用紧急避孕药后采取的常规避孕方法有哪些？

使用紧急避孕药后可采取下列避孕方法：

（1）可以立即使用外用避孕药和避孕工具，如避孕药膜、避孕药栓、避孕药膏、避孕药片、阴道隔膜、宫颈帽和避孕套等。

（2）下次月经周期 7 天内可以使用长效避孕针或皮下埋植。

（3）下次月经周期第 1 天或第 5 天可以开始服用口服避孕药。

（4）下次月经干净后 3~7 天内，放置宫内节育器，作为紧急避孕而放置的宫内节育器可以作为长效避孕措施。

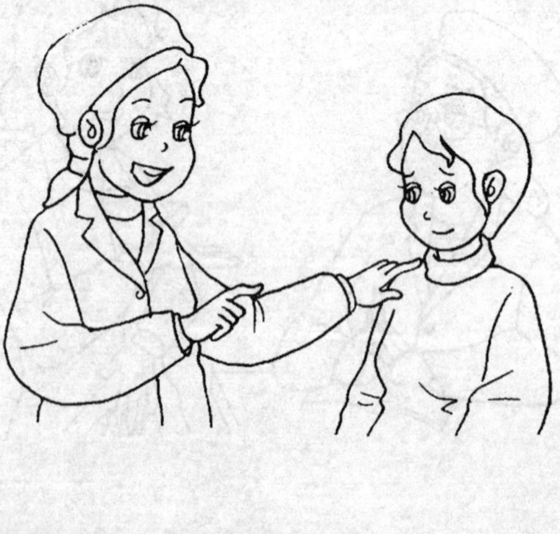

223. 什么叫女性绝育术？

女性绝育术是采用人工手术或手术配合药物的方法切断、结扎、电凝、环夹或药物等堵塞输卵管，阻止精子和卵子的结合而达到节制生育的作用。最常用的是输卵管结扎术。

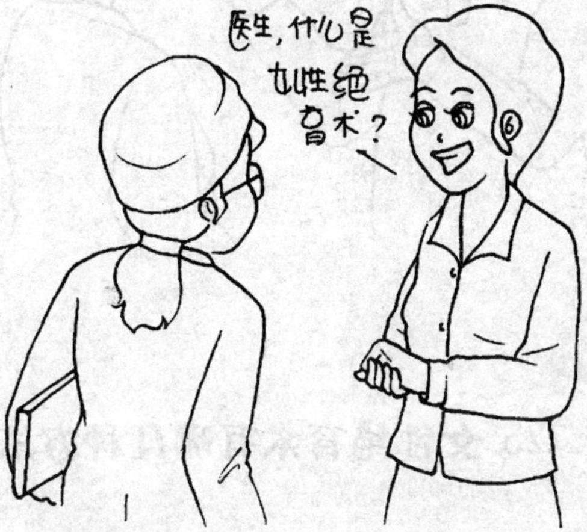

224. 哪些人适合女性绝育术？

（1）已婚有子女自愿做绝育术的女性，配偶同意且支持，无手术禁忌证。

（2）患某种疾病不宜继续妊娠，如心脏病、肾脏病、肝病、精神病或遗传性疾病（常染色体显性或隐性遗传病），需作治疗性手术。

（3）第二次剖宫产术后。

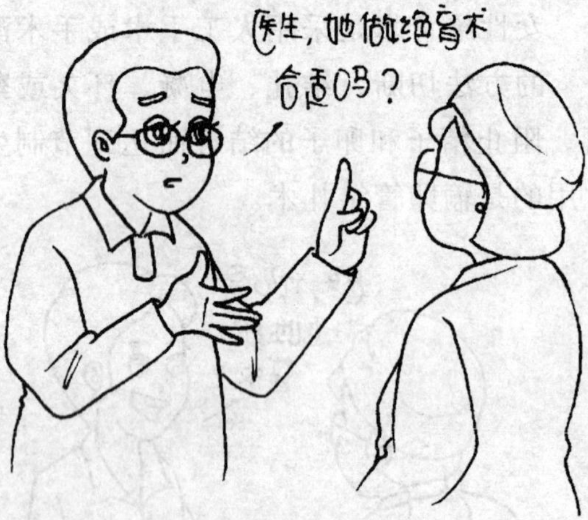

225. 女性绝育术有哪几种方法？

女性绝育术有以下几种：

（1）腹式输卵管结扎术，其中失败率低，操作简单，并发症少的术式为输卵管近端包埋法和输卵管双折结扎切除法，术后 5 天即可出院，1~3 个月随访一次，以后一年随访一次。

（2）腹腔镜绝育术，其中又分为电绝育法（单/双极电凝法）、机械绝育法（硅胶环/弹簧夹），另有银夹、钛夹等仍在应用研究阶段，此种方法具有切口小，损伤

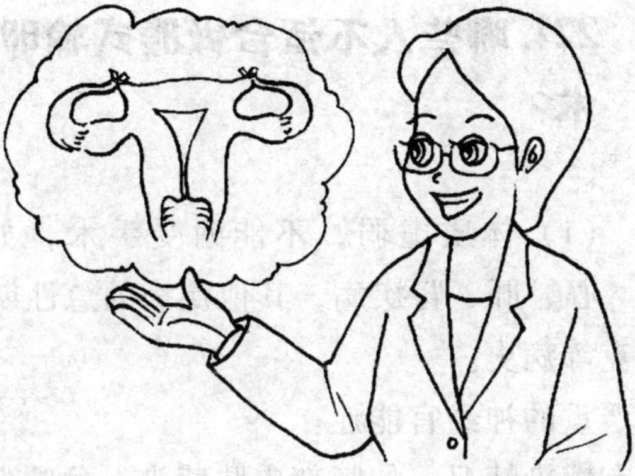

小，并发症少等优点。

（3）输卵管药物堵塞绝育术，此方法是经宫颈通过子宫腔角部向输卵管内注入腐蚀性或细胞毒性药物，破坏粘膜，形成瘢痕组织使输卵管阻塞，达到绝育的目的，此种方法还存在可适性差，还可造成一定的并发症，目前仍在研究和限制使用。

226. 哪些人适合做腹式输卵管绝育术？

（1）已婚有子女自愿做绝育术的女性，配偶同意且支持，无手术禁忌证。

（2）患某种疾病不宜继续妊娠，如心脏病、肾脏病、肝病、精神病或遗传性疾病（常染色体显性或隐性遗传病），需作治疗性手术。

（3）第二次剖宫产术后。

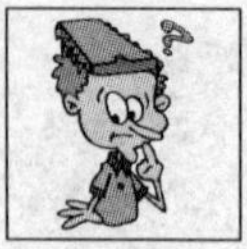

227. 哪些人不适合做腹式输卵管绝育术？

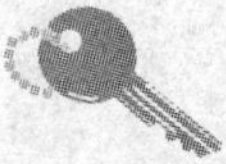

（1）体质虚弱，不能耐受手术，如严重的心、肝、肾疾病，其他疾病的急性期，产后出血或休克等病史。

（2）严重的神经官能症。

（3）有感染情况，如腹部皮肤感染、盆腔炎等。

（4）手术前24小时内连续两次体温超过37.5℃者。

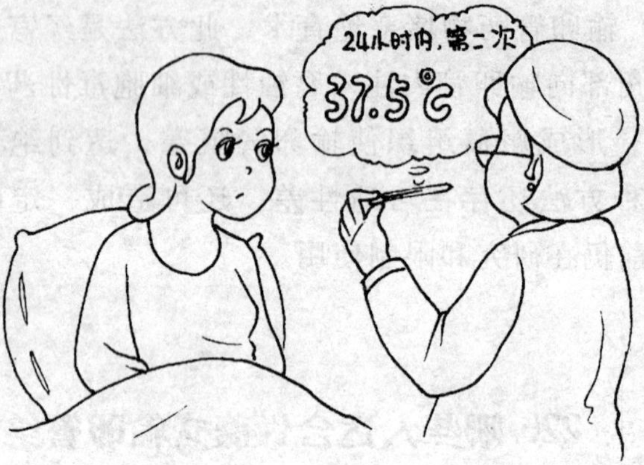

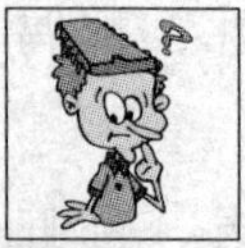

228. 什么时间可以做腹式输卵管绝育术手术？

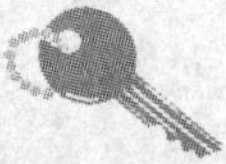

（1）非妊娠期，应在月经干净后3~8天施行手术较合适，尽量避免月经前或月经期手

术，因为此时盆腔充血，术中易出血，不易止血。

（2）自然流产后来一次正常月经后 3~8 天。

（3）人工流产或取节育器后可以立即手术，也可以术后 1~2 天内施行手术，必须先做人工流产或取器术后再做绝育术，否则若发生子宫穿孔、节育器嵌顿等意外情况还需二次开腹手术；若发生感染、子宫穿孔、节育器嵌顿等意外，不宜同时行绝育术。

（4）中期引产或顺产后 24 小时可行绝育术，若难产或可能伴感染时应观察 3 天，无异常情况才可手术。

（5）哺乳期未转经者，需排除妊娠，若可疑妊娠应先行刮宫术。

（6）剖宫产或宫外孕等妇科手术时可以同时行绝育术，但感染性手术，如阑尾炎、附件炎不能同时施术。

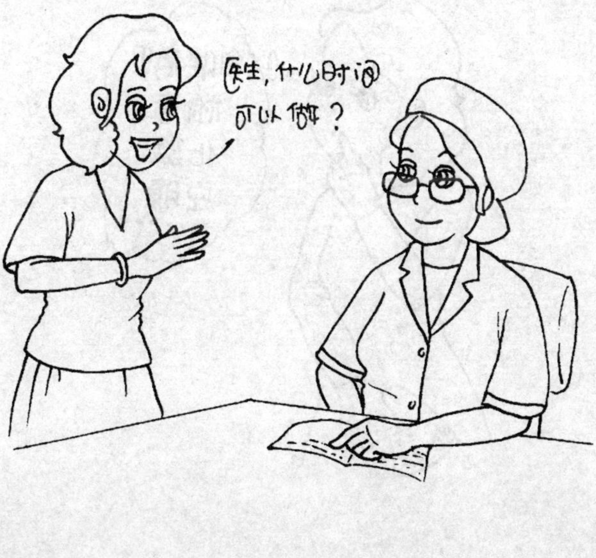

229. 腹式输卵管绝育术手术前应作哪些准备?

(1) 手术前应向医生详细叙述病史，包括过去史、月经史和生育史。

(2) 配合医生做全身体格检查和妇科检查。

(3) 化验尿常规、血常规、血型、出凝血时间、肝肾功能及心电图检查，了解有无手术禁忌证。

(4) 手术前禁食 4 小时或空腹。

(5) 术前腹部备皮，减少或防止术中感染，腹腔镜绝育手术应注意清洁脐部。

(6) 手术前排空膀胱。

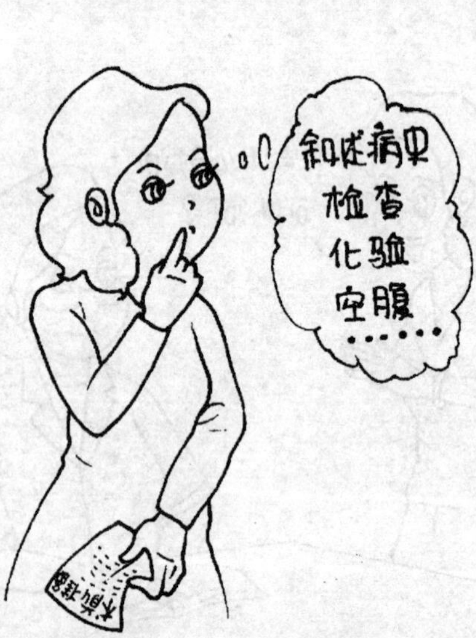

230. 腹式输卵管绝育术后应注意些什么？

（1）手术后卧床休息 6 小时，定期测量血压、脉搏。

（2）严密观察，若有发热、腹痛、出血症状，及时明确诊断，对症处理。

（3）适时使用抗生素预防感染。

（4）无异常情况，5 天可以拆线，7 天可以出院。

（5）手术后 1~3 个月随访一次，以后一年随访一次。

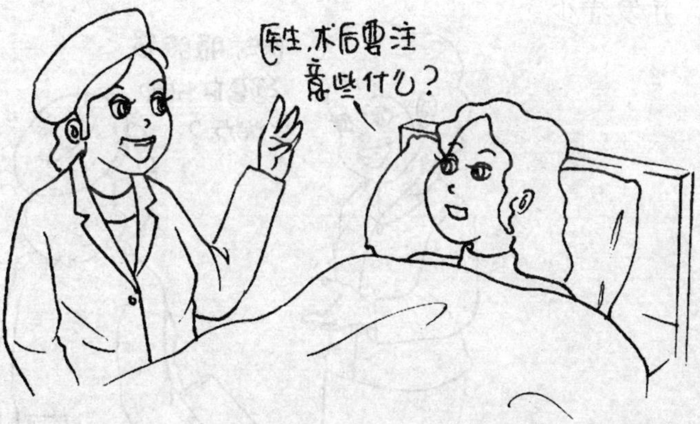

231. 哪些人适合作腹腔镜绝育术？

（1）已婚有子女自愿做绝育术的女性，配偶同意且支持，无手术禁忌证。

（2）患某种疾病不宜继续妊娠，如心脏病、肾脏病、肝病、精神病或遗传性疾病（常染色体显性或隐性遗传病），需做治疗性手术。

（3）第二次剖宫产术后。

232. 腹腔镜绝育术有哪些优点？

腹腔镜绝育术的优点是切口小，手术时间短，组织损伤少，出血少，疼痛轻，恢复快，并发症少。

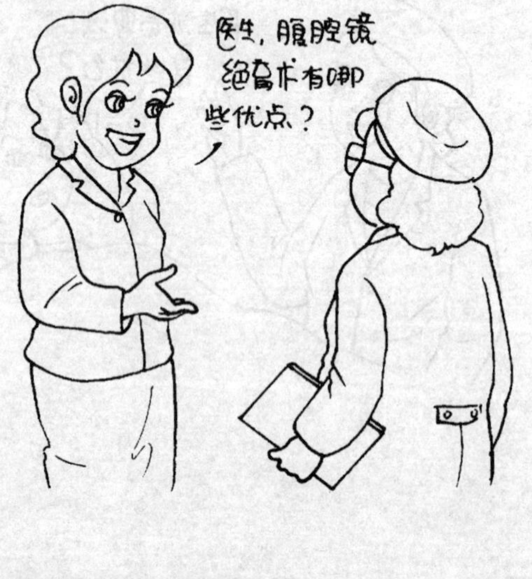

233. 哪些人不适合作腹腔镜绝育术？

（1）体质虚弱，不能耐受手术，如严重的心、肝、肾疾病，其他疾病的急性期，产后出血或休克等病史。

（2）严重的神经官能症。

（3）有感染情况，如腹部皮肤感染、盆腔炎等。

（4）手术前 24 小时内连续两次体温超过 37.5℃者。

（5）严重心肺功能低下，不能耐受气腹和头低臀高卧式体位者。

（6）腹腔有巨大肿块或严重粘连者。

（7）子宫体增大如妊娠两个月大小以上者。

（8）合并各种疝气者。

（9）凝血机制异常或有血液病者。

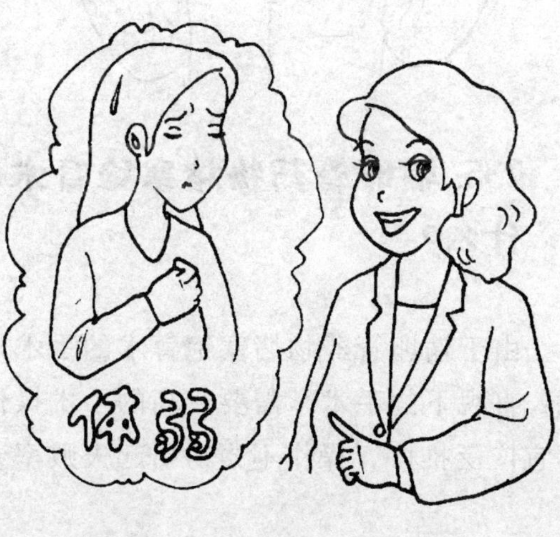

（10）腹部多次手术史者。

（11）过度肥胖或过度消瘦者。

234. 输卵管药物堵塞绝育术的优点是什么？

输卵管药物堵塞绝育术的优点是不需要开腹手术，手术操作简便、安全，药物价格低廉。

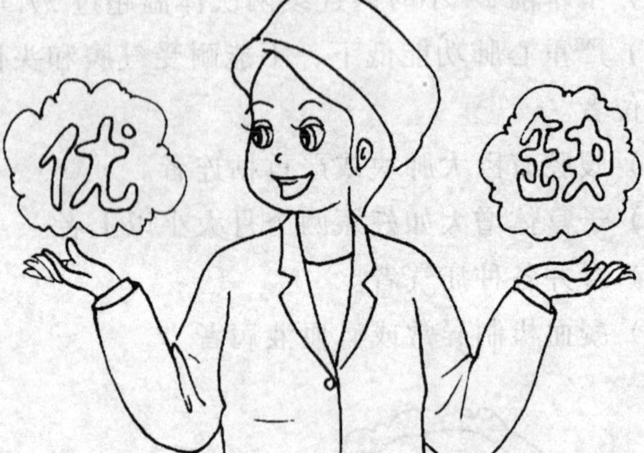

235. 输卵管药物堵塞绝育术缺点是什么？

由于输卵管药物堵塞绝育术的手术是一种非直视下的手术，需要较高的手术操作及熟练程度，不宜广泛推广，操作不当易引起失败率升高。另外使用的药物具有腐蚀性，破坏输卵管上皮造成管腔闭塞，可逆性差，仅适合不再生育的年龄较大的妇女。

236. 怎样选择输卵管药物堵塞绝育术的手术时间？

（1）月经干净 3~8 天适合手术。

（2）节育器取出术同时可以实施输卵管药物堵塞术。

（3）顺产后满 4 个月，如尚未恢复月经，排除妊娠可以手术。

（4）自然流产、人工流产或中期引产术后必须转经后施术。

（5）手术前 7 天禁性生活。

237. 输卵管药物堵塞绝育术常见的不良反应是什么？

（1）发热，约一半的受术者会出现发热，与粘堵药物中含阿的平有关，一般不用特殊处理，1~4 天可以自行退热，若血象较高（中性粒细胞比例高）可以给予抗生素抗感染。

（2）腰酸、腹痛，是由于药物刺激输卵管引起充血、水肿而致，1~2 周后可以自然消失。

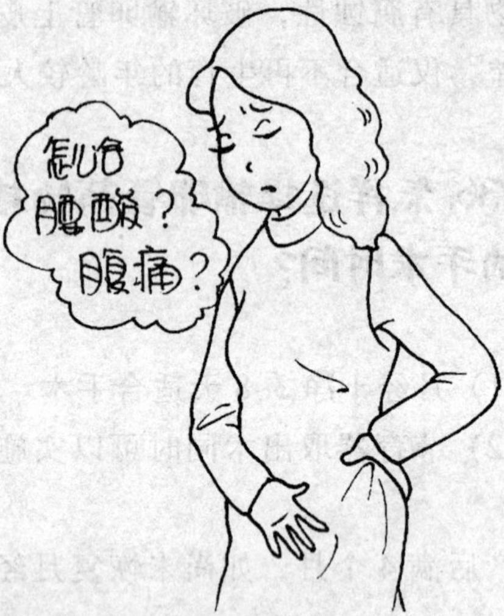

（3）阴道流血或流液，是由于手术器械擦伤内膜而致，可以自然消失。

（4）严重者可以出现子宫穿孔，感染及宫外孕，但发生率较低。

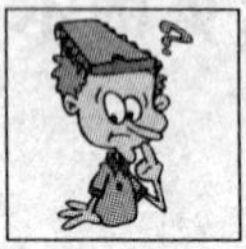

238. 输卵管药物堵塞绝育术后应注意些什么？

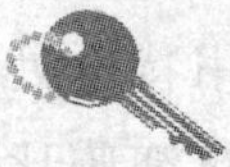

（1）手术后即可出院，一般生活、活动不受影响。

（2）禁房事一个月。

（3）手术后 3 个月做子宫输卵管造影术检查堵塞效果，若检查结果显示输卵管内药物在 0.5cm 以下或未显影，必须在下次月经后再补注药一次。

239. 哪些人不适合做输卵管药物堵塞绝育术？

(1) 生殖器官炎症，如各种阴道炎、急性宫颈炎、急慢性盆腔炎等。

(2) 生殖器官畸形，如双阴道、双子宫、子宫纵隔等。

(3) 各种疾病的急性期，如急性肝炎、肾炎等。

(4) 严重的神经官能症，癔病、癫痫等；

(5) 生殖器官肿瘤。

(6) 术前 24 小时内两次体温超过 37.5℃。

240. 绝育术会有哪些并发症？

女性绝育术是一种简便、安全的手术，并发症较少出现，偶而出现的并发症及时处理后，可以治愈。以下介绍绝育术中会出现的并发症。膀胱损伤，肠管损伤和输卵管系膜撕裂出血是手术过程中的并发症，术中一旦发现，及时修补，缝扎止血，术后使用抗生素抗感染，密切观察，正确处理，不会遗留后遗症。手术后近期会出现出血、血肿和感染等并发症，严密术前检查，严格手术操作，术后积极处理，抗生素防治感染，可以防止或控制上述并发症的出现。手术后

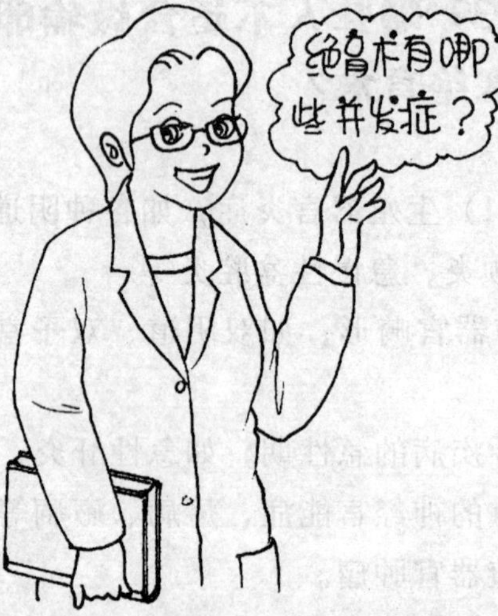

远期并发症有月经改变，出现月经不调，或月经过多，与年龄、手术方式有关，还有极少数受术者出现慢性盆腔炎、肠粘连，绝育术后妊娠或神经官能症，可以明确原因对症处理。

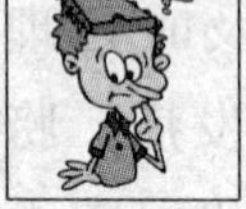

241. 腹腔镜绝育术有哪些特有的并发症？

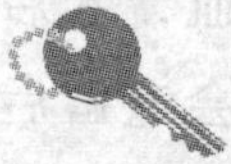

（1）子宫穿孔或宫颈撕裂，一旦出现及时修补。

（2）手术时绝育用的硅胶管或夹子脱落在盆腔内，可以用异物钳取出，若不能取出，可以随诊观察，一般无特殊症状。

（3）皮下气肿，可以自然消失，不需治疗。

（4）其他严重并发症还有气栓，心跳骤停，麻醉意外等，一旦出现，立即抢救。

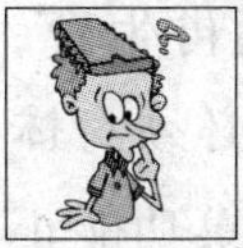

242. 女性绝育术会失败吗？失败率高吗？

女性绝育术会出现失败，输卵管结扎术的失败率与手术时期、结扎方法及施术者的手术技巧有关，失败率约为 2%左右。输卵管药物阻塞绝育术的效果与操作技术和药物类型两方面有关，失败率约为 0.62%。

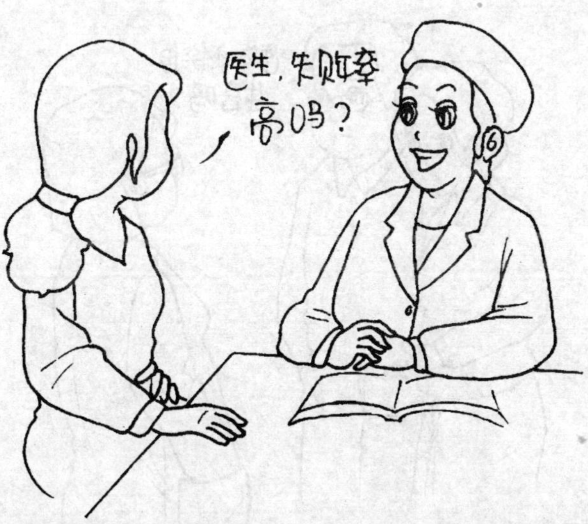

243. 做了绝育术后，若特殊情况下希望再生育，还能再生育吗？

做了绝育术后，若特殊情况下希望再生育，可以做输卵管绝育术后复通术，但必须身体健康，无生殖器官炎症及肿瘤，月经正常，卵巢功能正常，无再次妊娠禁忌，年龄 35 岁以下（特殊情况下 40 岁以下）。若再婚情况下，男性生殖器及精液常规应正常。由于结扎部位不同，手术方法多种多样，所以复通术后效果各异。另外，复通术后并发宫外孕发病率为 3.1%~5.13%，所以复通术后应加强随访检查，及早发现，及时处理。

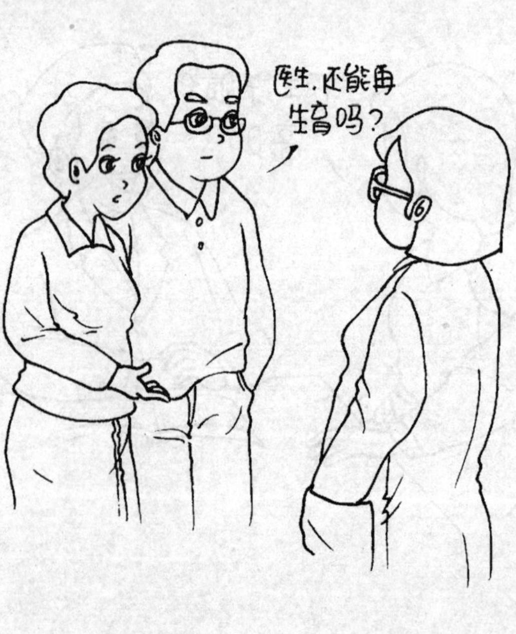

244. 输卵管绝育术后复通术有哪几种方法?

(1) 输卵管吻合术，适合于输卵管结扎，输卵管夹，套环，电凝等绝育术后再通术。

(2) 输卵管造口术，输卵管伞端切除绝育术后，输卵管壶腹部末端闭锁，可以施行输卵管造口术。

(3) 输卵管宫角移植术，输卵管间质部或峡部闭塞，如粘堵绝育术后，或峡部结扎，置夹或套环绝育术后，伴有结节性输卵管炎，局部管壁僵硬，管腔极度狭窄，而峡部远端、壶腹部及伞端正常，可施行输卵管宫角移植术。

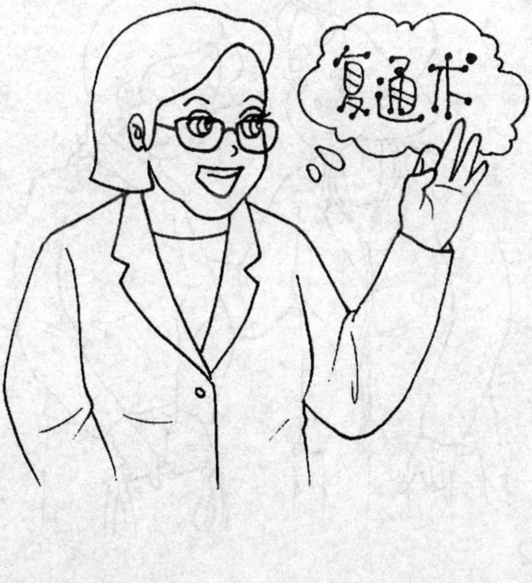

245. 哪些人不能做输卵管绝育术后复通术？

（1）剖宫取胎或两次以上剖宫产史不宜做复通术，因为再次妊娠分娩子宫破裂的危险率较高。

（2）双侧输卵管全部切除，无法做输卵管复通术。

（3）患有严重不宜妊娠的疾病，或各种疾病的急性期。

（4）卵巢功能早衰或其他原因无法排卵者，输卵管复通术无意义。

（5）弥漫性结核性腹膜炎患者，腹腔粘连严重，无法手术，即使手术，术后极易粘连。

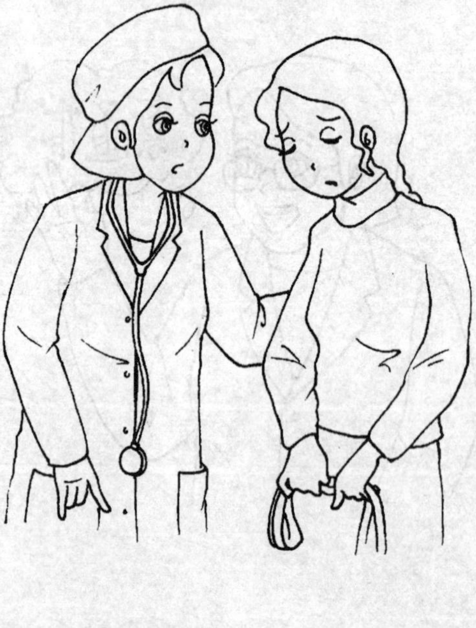

246. 绝育术会影响夫妻生活吗？

绝育术是通过堵塞输卵管而达到绝育的目的，不影响卵巢功能及性激素的正常分泌，所以不会影响夫妻生活，不要因为绝育手术而产生不必要的心理障碍而影响夫妻生活。

247. 什么是男性绝育术？

男性绝育术是指用手术或非手术的途径，切断结扎输精管，或植入异物于管腔内阻塞输精管、或用电凝、化学方法闭塞输精管，或在管外加压闭合输精管，造成精道阻断的一种持久性节育措施。

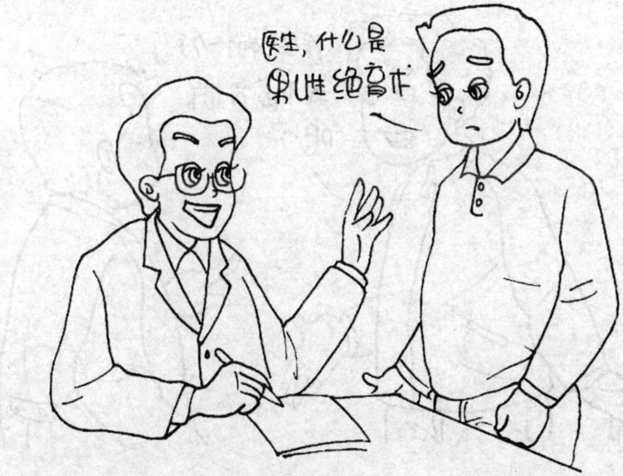

248. 哪些人不适合做男性绝育术?

（1）患急性或慢性疾病、出血性疾病、精神病、严重神经衰弱、性功能障碍等疾病不宜做男性绝育术。

（2）生殖泌尿系统急、慢性炎症者，如尿频、尿急、尿痛、尿血，或阴囊部，会阴部、下腹部及腰部疼痛不适，应治愈后再考虑节育术。

（3）阴囊部皮肤有急性、慢性炎症，淋巴水肿或其他不宜手术的皮肤病，应治愈后再手术。

（4）合并患有腹股沟斜疝，鞘膜积液，精索静脉曲张等疾病，在受术者充分理解的情况下，可以在治疗上述疾病的同时施行手术。

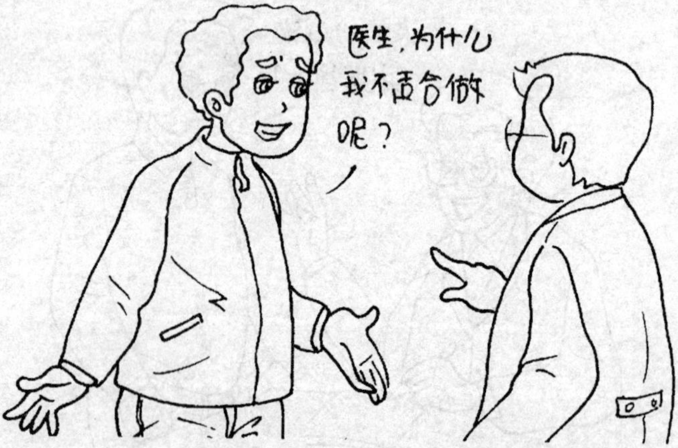

249. 男性绝育术有哪些方法？

输精管结扎术是结扎和切除一小段两侧输精管，使精子不能排出体外，而达到节育目的。根据手术方式不同，又可以分为直视钳穿法输精管结扎术、钳穿法输精管结扎术、针尖固定小切口法输精管结扎术、穿线法输精管结扎术和针挑法输精管结扎术。输精管结扎术是节育效果最好的方法之一，但由于手术方法不同和手术技术的差异，约有 1.62%的失败率。

经皮输精管注射粘堵术，是用注射针头经阴囊皮肤直接穿刺输精管至管腔，将粘堵剂注入输精管腔内，造成管腔闭塞而阻止精子排出，达到节育目的，是一种非

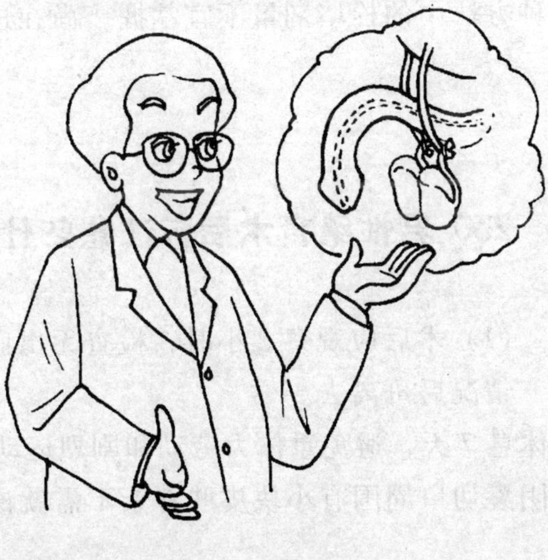

手术的男性节育方法。粘堵剂对人体无毒副作用，且不用切开阴囊皮肤，不用游离、切断、结扎输精管，减少了组织损伤和惧怕手术的心理负担所致的术后并发症。易于被受术者接受。

输精管夹绝育术，是用银、钽、钛等金属制成V型、U型或片状小夹，在暴露、游离输精管后，用相应的夹钳将输精管夹住，使管腔闭合以阻止精子排出，达到永久节育目的。这种方法不用切断输精管，损伤小，组织反应小，术后恢复快。绝育效果为90%~95%，这种方法尚在完善研究之中，未普及推广。

可复性输精管经皮穿刺注射栓堵法，是经阴囊皮肤穿刺的方法，将液态的高分子化合物加压注入输精管腔内，该弹性体会迅速固化为栓子，堵塞输精管阻止精子排出，达到节育效果，是一种非手术的男性绝育方法，需再孕时可以用手术的方法取出栓子，恢复输精管的通畅，但这种方法中的栓堵剂量不宜掌握，尚在进一步完善之中。

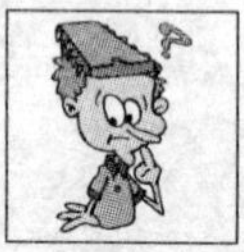

250. 男性绝育术后应注意些什么？

（1）术后应观察2小时，检查无出血等异常情况后可离去。

（2）休息7天，避免重体力劳动和剧烈运动。

（3）阴囊切口周围有小块皮肤青紫不需就诊，若阴

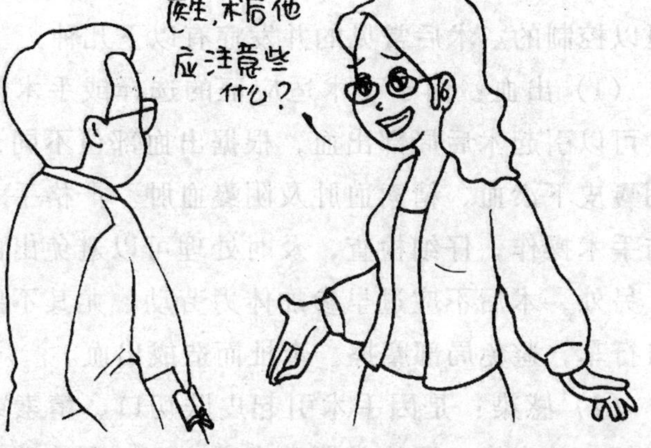

囊肿大，青紫加重，出血等应及时就诊。

(4) 术后数天自觉阴囊坠胀是正常情况，如疼痛加重，应及时返诊。

(5) 术后 5 天到医院检查并去除敷料，复诊前保持敷料干燥，不要自行去除敷料。

(6) 术后 2 周避免性生活，如果术中未做精囊灌注，应避孕 10 次以上，有条件，应以精液检查结果决定是否可以停止避孕。

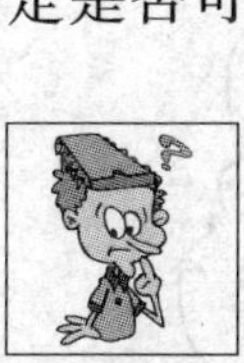

251. 男性绝育术的并发症有哪些？

输精管绝育术是一种安全、有效、简便、经济和持久的男性绝育方法，认真、严格地执行手术操作规则，并发症较少，甚至可以避免。因某种原因发生了并发症，及时发现，采用相应的有效措施，是可以控制的。术后常见的并发症有以下几种：

（1）出血：由于手术适应证的选择或手术操作不当，可以引起术后局部出血，根据出血部位不同，又分为阴囊皮下淤血、精索血肿及阴囊血肿。严格手术适应证与手术操作，仔细检查，及时处理可以避免出血的症状，另外，术后不应过早参加体力劳动，尤其不要过早骑自行车，避免局部摩擦、牵扯而造成出血。

（2）感染：是因手术引起皮肤切口、精索或生殖道等部位的炎症，严格掌握手术适应证，严格消毒及无菌操作，防止伤口污染是预防感染的关键。一旦发现，给予抗生素控制感染。

（3）痛性结节：术后3个月后，自觉手术部位疼痛，检查输精管有压痛，称为痛性结节，即为输精管残

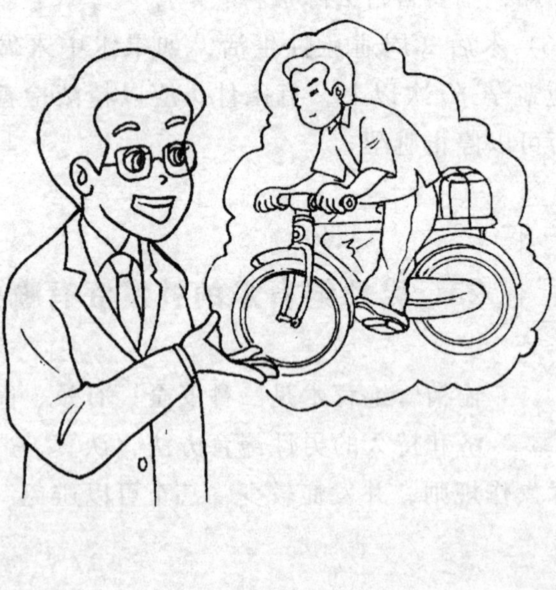

端周围炎，若为感染性，给予抗生素或手术治疗；若为非感染性，可以采用理疗或封闭的方法治疗，严格手术适应症，手术操作认真、规范可以避免此种并发症的发生。

（4）附睾淤积症：术后 3 个月以上，自觉阴囊胀痛，检查附睾肿大及压痛，可由感染或非感染因素引起，术前严格手术禁忌证，操作准确，抗生素抗感染是关键。

（5）性功能障碍：可以由手术引起器质性并发症或受术者对绝育术与性功能的错误认识而引起，严格手术适应证，严格手术操作，对受术者进行必要的相关知识的宣教可以防止或减少此种并发症的发生。

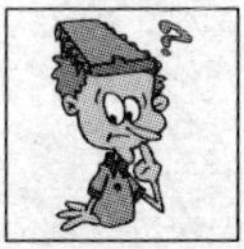

252. 做了男性输精管绝育术后，输精管可以再复通吗？输精管复通术有哪几种方法？

做了输精管绝育术后，因子女死亡或某些术后并发症，如非手术治疗不愈的附睾淤积症，思想疑虑引起的严重的性功能障碍等，可以做输精管吻合术。输精管复通术有常规吻合术和显微外科吻合术两种。

253. 输精管复通术后应注意些什么？

（1）术后 5 天内，每晚服用己烯雌酚 3mg，抑制性冲动，抗生素预防感染。

（2）术后 1 天拔出橡皮引流管。

（3）术后 5 天拆除皮肤缝线。

（4）支撑线在术后 10~12 天抽出。

（5）术后精子再现，一般为术后 1 个月，部分要半年，甚至一年，所以早期无精子不能认为是吻合失败。

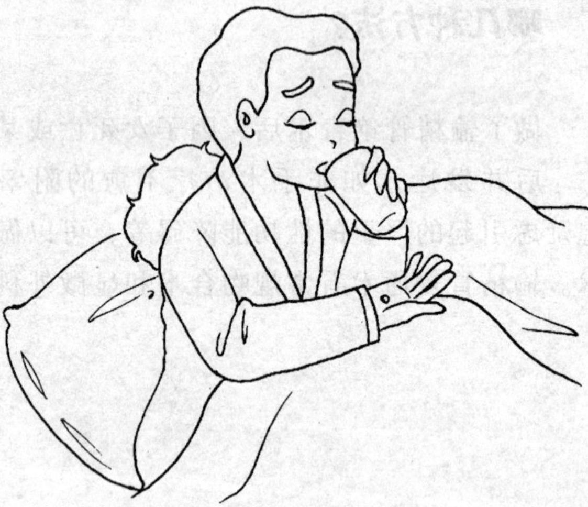

254. 怀孕早期有哪些表现?

(1) 平素月经规律的育龄女性突然停经。

(2) 出现头晕、乏力、嗜睡、厌恶油腻、食欲不振、恶心、晨吐、尿频等早孕症状。

(3) 乳房增大、胀痛，妇科检查发现子宫颈充血呈紫蓝色，子宫峡部变软，子宫体变软且增大与停经天数相符。

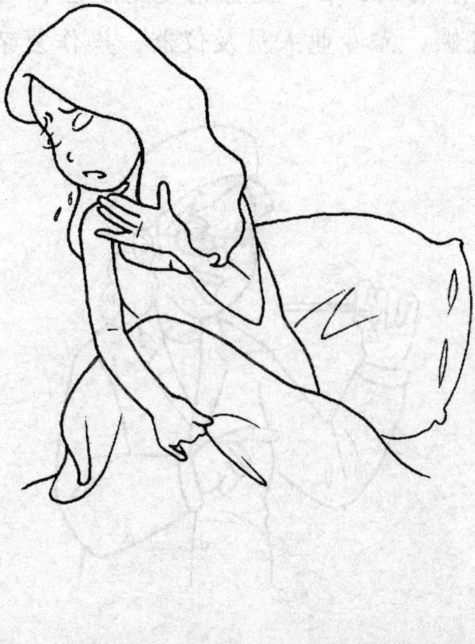

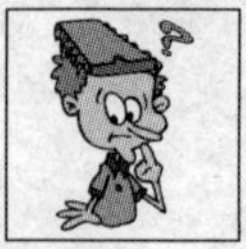

255. 怎样诊断早期妊娠？

（1）病史与症状：平素月经规律的育龄女性突然停经，和（或）出现头晕、乏力、嗜睡、厌恶油腻、食欲不振、恶心、晨吐、尿频等早孕症状。

（2）体征：乳房增大、胀痛，妇科检查发现子宫颈充血呈紫蓝色，子宫峡部变软，子宫体变软且增大与停经天数相符。

（3）辅助检查：尿绒毛膜促性腺激素（HCG）单克隆酶标实验，即尿妊娠免疫试纸，可以诊断 5 周左右的妊娠，简便、快速，30 分钟内出结果。血绒毛膜促性腺激素 β 亚基（HCG-β）放射免疫测定法，可诊断妊娠 5~7 天的妊娠，需专业人员及仪器，操作复杂，次日出结果。

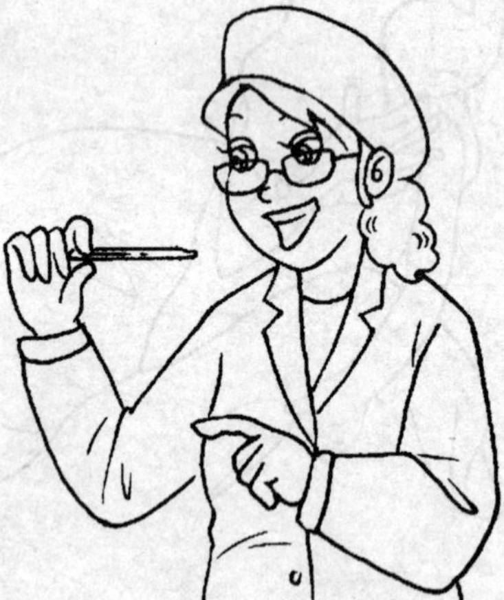

（4）B 型超声波检查：孕 5 周可以发现妊娠囊，孕 7 周可以发现胎心搏动和胎芽，快速、准确。

（5）基础体温测定法：体温双向的女性，停经后高温相持续 18 天不下降，早期妊娠可能性大，若持续 3 周可能性更大。

256. 什么叫人工流产？

人工流产是指妊娠未满 28 周，因某些疾病不宜继续妊娠、发现或可疑先天畸形及遗传病，或非意愿妊娠，用人工手术或药物的方法中止妊娠，简称人流。

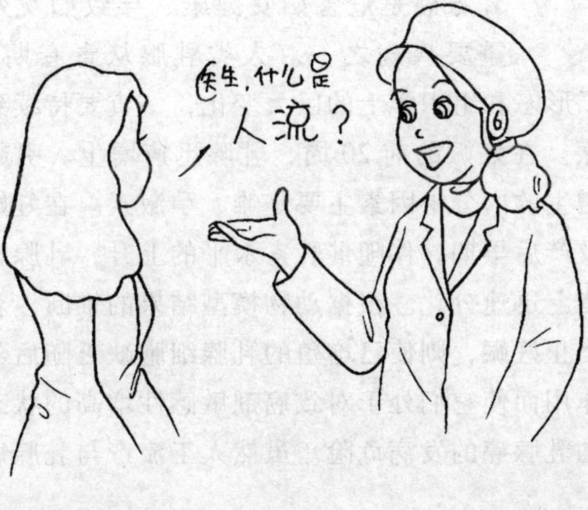

257. 人工流产有哪几种方法？

人工流产根据手术与否分为手术流产和药物流产两类，手术流产中根据妊娠时间和手术方法又分为三种，妊娠 13 周以内称早期妊娠，妊娠 10 周以内胎盘尚未形成，采用人流吸刮术中止妊娠；妊娠 10~13 周胎盘已形成，采用钳刮术中止妊娠；妊娠 14~27 周为中期妊娠，采用中期引产术中止妊娠，引产方法又分为羊膜腔内注药法、水囊引产法及剖宫取胎法。

258. 人工流产会增加乳腺癌的发病危险性吗？

乳腺癌是危害妇女健康、导致妇女死亡的重要疾病之一。人类乳腺从青春期发育，经历了形态和组织学上的巨大变化，一直要持续到第一次妊娠。在妊娠的前 20 周，乳腺迅速增生。引起乳腺迅速增生的内分泌因素主要是雌、孕激素。在妊娠的后半期及产后早期，伴随催乳素水平的上升，乳腺在形态和功能上迅速分化。根据动物模型结果的推断，若早期人为终止妊娠，则使已增殖的乳腺细胞缺乏随后分化的保护作用而使它们处于对致癌剂敏感性增高的状态，从而增加乳腺癌的发病危险。虽然人工流产与乳腺癌发病危险性升高存在着生物学上的合理解释，但研究结果却很不一致。1957 年首次报道了人工流产可能增加乳腺癌患病的危险性，后来又进行 11 项相关研究，结果均发现人工流产与乳腺癌有关，但是同时也有相反的报道，截止到 2000 年底，共有 20 项相关的研究结果未发现人工流产增加乳腺癌患病机会。所以有关人工流产与乳腺癌关系的研究结果很不一致，这主要是由于现有的研究存在着各种偏倚与混乱，所以对于乳腺癌危险因素及发病机制深入的研究需要更严谨、可靠的研究方法。因此对于人工流产与乳腺癌发病危险性的关系还无法下定论。

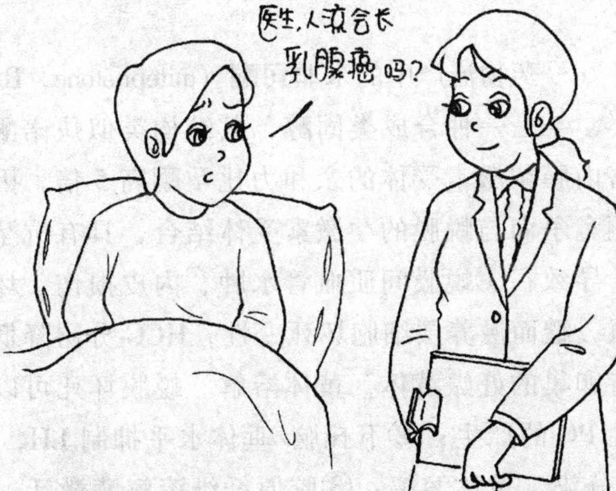

259. 什么叫药物流产？

药物流产是人工流产的一种方法，指妊娠未满 28 周，因某些疾病不宜继续妊娠、发现或可疑先天畸形及遗传病，或为非意愿妊娠，用全合成米非司酮或半合成米非司酮（含珠停、息隐）配伍前列腺素等药物中止妊娠，简称药流。药物流产更适合孕 7 周内的高危人流手术对象，也适合对手术流产有顾虑或恐惧的妊娠女性。

260. 药物流产的作用机制是什么？

药物流产中的米非司酮（mifepristone，RU486）是一种合成类固醇，其结构类似炔诺酮，它对子宫内膜孕激素受体的亲和力比孕酮高 5 倍，因而能和孕酮竞争而与蜕膜的孕激素受体结合，具有抗孕酮的作用，导致：①蜕膜间质血管水肿、内皮损伤、坏死破裂出血，继而滋养层细胞坏死变性，HCG 分泌降低，不能维持卵巢的妊娠黄体，黄体溶解。蜕膜坏死可以激发内源性 PG 的产生；②下丘脑/垂体水平抑制 LH，FSH，E_2，P 分泌，黄体溶解；③胶原纤维溶解酶激活，宫颈软化扩张；④增强子宫对 PG 的敏感性（服药后 36 至

48 小时）。前列腺素（PGs）是一种广泛存在于各种组织内具有多种生物活性的物质，它能促使子宫平滑肌收缩，但天然的 PG 在机体内的半衰期短，需要量很大，同时胃肠道和子宫痉挛性收缩疼痛等不良反应较重，临床接受性差，现经过努力已合成具较强的生物活性，不良反应轻，性能稳定的 PG 衍生物应用于药物流产，它能使黄体溶解，蜕膜组织因缺血退变坏死，孕酮水平下降，协同米非司酮破坏早孕的维持，同时由于妊娠蜕膜坏死，释放内源性前列腺素（PG），加上外源性前列腺素的作用，促进宫颈软化，子宫平滑肌收缩，排出妊娠物而中止妊娠。

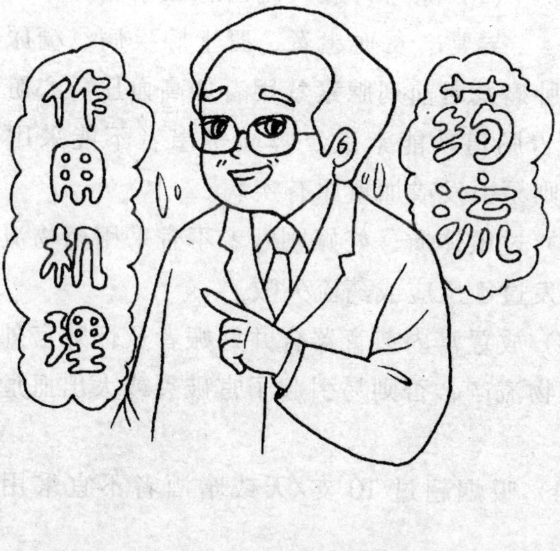

261. 哪些人适合药物流产?

（1）确定为正常宫内妊娠（末次月经第1~49日以内），自愿要求使用药物中止妊娠的健康妇女。

（2）高危人流对象（如多次妊娠史、近期妊娠史、子宫穿孔史、哺乳期妊娠、生殖道畸形等）。

（3）对手术流产有顾虑或恐惧心理的妊娠妇女。

262. 哪些人不适合药物流产?

（1）除与一般人流禁忌证相同外，肝肾功能异常、贫血患者，肾上腺疾病、糖尿病、内分泌性肿瘤及对前列腺素禁用者如高血压、心脏病、青光眼、胃肠道功能紊乱、哮喘等患者不能采用药物流产，否则易引发或加重原有疾病。

（2）过敏体质、妊娠剧吐者不宜采用药物流产，否则易引发过敏反应或药流失败。

（3）放置宫内节育器合并妊娠者及怀疑宫外妊娠者禁用药物流产，否则易引起子宫破裂或大出血危及生命安全。

（4）吸烟超过10支/天或嗜酒者不宜采用药物流

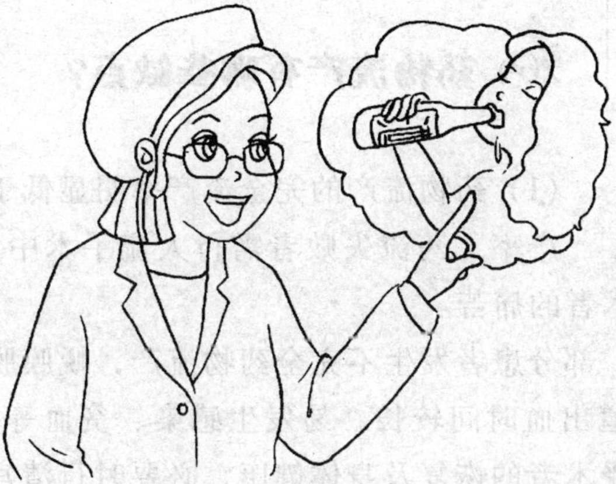

产，否则易发生药流失败。

（5）距离医疗单位较远、不能及时就诊随访者不宜采用药物流产，否则易发生大出血或感染等并发症得不到及时处理而危及生命。

263. 药物流产有哪些优点？

（1）药物流产简便且痛苦较小，特别对于无孕产史的初次妊娠者，可以避免机械扩宫的痛苦。

（2）对于敏感且怀有恐惧心理的妊娠者可以减少人流综合征的发生。

（3）高危人流对象采用药物流产可以减免人流手术的危险。

264. 药物流产有哪些缺点？

（1）药物流产的完全流产率明显低于手术流产率，药流失败者需行人流手术中止妊娠，增加受术者的痛苦。

（2）部分患者发生不完全药物流产，蜕膜脱落不完全，阴道出血时间较长，易发生感染、贫血等并发症，不利于受术者的恢复及身体健康，必要时行清宫术，增加患者的痛苦。

（3）完全性药物流产后较手术流产后阴道出血时间长，约2周左右或更长。

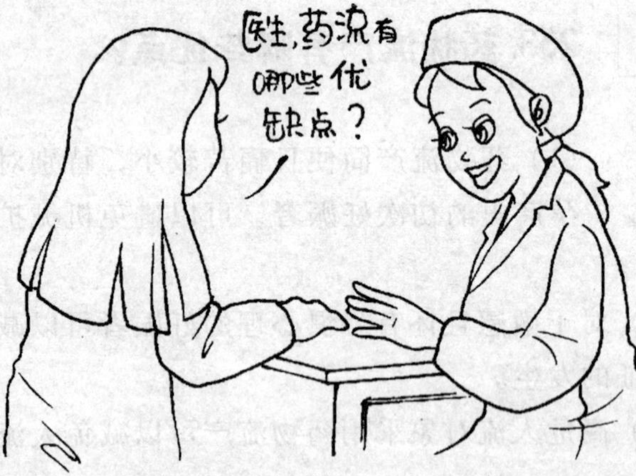

265. 药物流产前需做哪些检查和准备？

（1）首先你得确诊是否妊娠，若平时月经规律，突然停经，也许还伴有恶心、呕吐、疲倦、食欲不振等症状，应到医院就诊。先做尿妊娠免疫试验（可以检测5周左右的妊娠），如果你自备有尿妊娠免疫试纸，并正确掌握判断的方法，可以自己检测，若阳性，说明你已妊娠，但不排除宫外孕，所以你应到医院进一步检查，否则冒然采用药物流产会有生命危险。

（2）详细叙述你的停经史、伴随症状、婚育史、手术史，然后配合医生做体格检查、妇科检查，医生通过检查判断子宫是否增大，大小是否与停经天数相符，有无心肺功能异常，进行初步筛查。

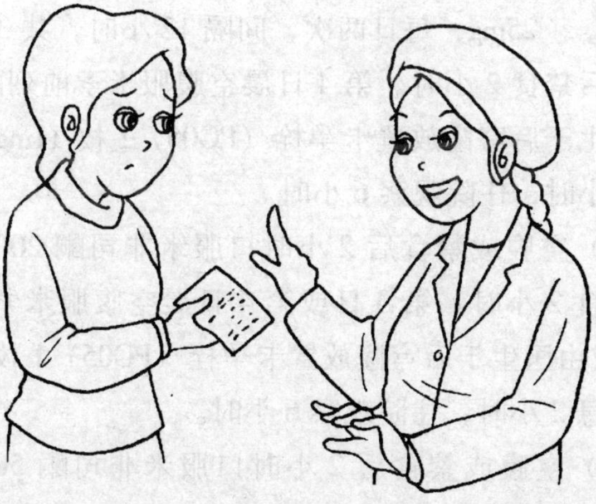

（3）进一步化验检查：血常规，尿常规，血型，澳抗，阴道清洁度，滴虫，霉菌，必要时检查肝功，血小板及血绒毛膜促性腺激素（HCG）检查，若检查结果异常，则治疗后复查。有人认为这些检查繁琐，但这是认真负责的诊疗原则，可以减少流产后出血、感染等并发症的发病率，对你的健康有着积极的意义。

（4）最后进行B超检查：进一步排除宫外孕，确定妊娠的天数与胎囊的大小。

（5）医生会根据检查结果及你的病史作出明确诊断，向你说明药物流产的疗效，可能的反应及用药方法，你可以自愿选择，严格按照医嘱服药及随诊。

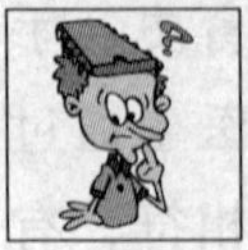

266. 药物流产有哪几种方法？

（1）空腹或禁食后2小时口服米非司酮25mg，每日两次，间隔12小时，共3天。每次服药后禁食2小时。第4日晨空腹服米索前列醇0.6mg或由医生于后穹窿放置卡孕栓（PG05）1枚（1mg），卧床休息2小时，住院观察6小时。

（2）空腹或禁食后2小时口服米非司酮200mg，服药后禁食2小时。第3日或第4日晨空腹服米索前列醇0.6mg或由医生于后穹窿放置卡孕栓（PG05）1枚（1mg），卧床休息2小时，住院观察6小时。

（3）空腹或禁食后2小时口服米非司酮50mg，12

小时后服 25mg，共 2 天，每次服药后禁食 2 小时。第 3 日晨空腹服米索前列醇 0.6mg 或由医生于后穹窿放置卡孕栓（PG05）1 枚（1mg），卧床休息 2 小时，住院观察 6 小时。

（4）中药流产：复方天花粉和复方芫花萜，完全流产率低于前三种方法，且需行宫腔内注射，存在潜在感及天花粉过敏问题，现不常用。

（5）另有丙酸睾丸酮合并卡孕栓法，现不常用。

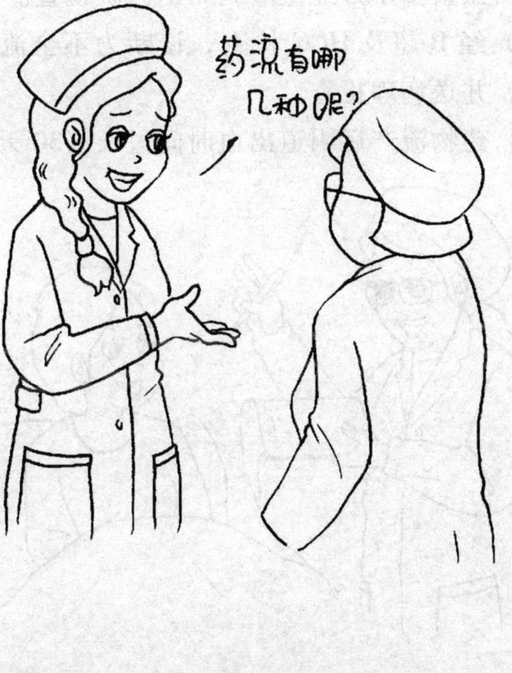

267. 药物流产应注意什么?

（1）流产药物应空腹服用或进食后 2 小时服用，服药后可能会出现恶心、呕吐等副作用，若呕吐发生在服药后半小时内，需告诉医务人员，必要时加用药物，否则影响药效。

（2）用药第 8 日，留院期间未见胎囊排出的对象应到用药医院检查，了解出血和胎囊排出情况，根据临床症状及 B 超检查证实，流产失败者须行手术流产术。

（3）用药第 15 日，留院观察期间胎囊已排出的对象，如出血量多于月经量应到用药医院检查。

（4）经 B 超及 HCG 检查，诊断为不全流产者应酌情清宫，并送病理检查。

（5）药物流产后阴道出血时间过长（30 天以上）或

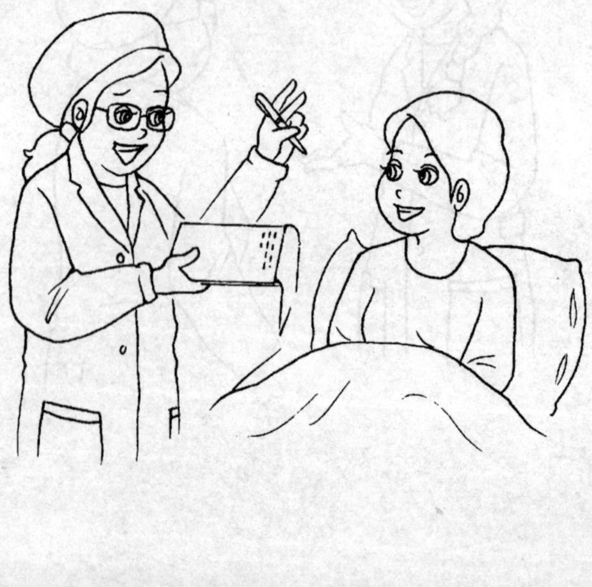

出血过多应随时就诊。

(6) 服药后应保留阴道排出物，送交医生检查，确定胎囊是否排出。

(7) 发生腹痛或发热等情况应急赴用药医院就诊。

(8) 用药 2 周后应到用药医院随诊。

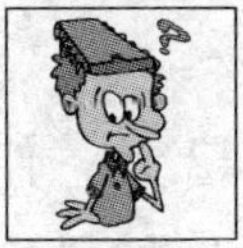

268. 药物流产的结局有几种？(病历 3 例)

(1) 完全流产：用药 8 天内自行排出完整胎囊或未见明显胎囊排出，经 B 超检查未见胎囊或尿妊免试验阴性，子宫恢复正常大小，未经刮宫阴道出血自行停止者。

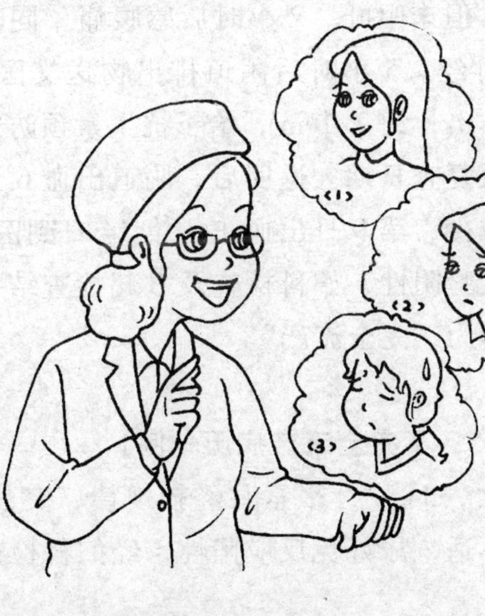

（2）不完全流产：用药后胎囊自然排出，随诊中发现阴道出血过多或时间过长而行刮宫术者。

（3）流产失败：用药8天后未见胎囊排出，子宫维持原状或继续增大，或血HCG水平上升或下降不明显，经B超检查仍有胎囊，最终采用手术流产中止妊娠。

【药物流产：完全流产病历一例】

张某，女，29岁，平素月经规律，停经42天，伴轻微恶心，食欲不振，尿妊娠免疫试验阳性，经妇科检查，化验检查及B超检查，诊为宫内孕40天，无任何禁忌证。在得知药物流产疗效、副作用及用药方法后，自愿选择药物流产方法中止妊娠，按医嘱在家空腹服米非司酮150mg，分4次服用，共2日，第3日晨到医院，在医生的指导下空腹服米索前列醇60mg，服药后感轻微恶心，但未呕吐，2小时后感腹痛，同时伴阴道出血，量似月经。5小时后阴道排出物送交医生检查，发现妊娠囊排出，约 $2\times1cm^2$，给予抗生素预防感染，告诉注意事项及复查日期。返回后，阴道出血6天，量似月经，逐渐减少，第9日出血止，第14日到医院复查，尿妊娠免疫试验阴性，妇科检查及B超检查结果示子宫恢复正常，诊为"完全流产"。

【药物流产：不完全流产病历一例】

刘某，女，34岁，平素月经较规律，突然停经39天，无其他不适，尿妊免反应阳性，经妇科检查，化验检查及B超检查，诊为宫内孕36天，无药物流产禁忌证。在得知药物流产疗效、副作用及用药方法后，自愿选择药物流产方法中止妊娠，按医嘱在家空腹服米非司酮150mg，分4次服用，共2日，第3日晨到医院，在医生的指导下空腹服米索前列醇60mg，服药后2.5小时后感腹痛，同时伴阴道出血，略大于平素月经量。6小时后阴道排出妊娠囊，约1.3×1.0cm²，给予抗生素口服预防感染，告之注意事项及复查日期。返回后，阴道出血似月经量约6天，量减少2天，第8日出血量又增多，至第14日返回医院复查时阴道出血未止，尿妊娠免疫试验阳性，消毒下妇科检查及B超检查结果示阴道内有血，子宫饱满，无压痛，B超示子宫内膜厚约15mm，回声不匀，提示“宫内残留”，诊为“不完全流产”，检查血常规，血象正常，行清宫术，刮出陈旧性组织约3g送病理检查，术后给予抗生素抗感染，告知注意事项及复诊日期，等待病理检查结果确诊。

对于在服药期间胎囊已排出的服药者，仍有可能出现部分妊娠物未完全排出而出现出血不止或感染等情况，所以不能掉以轻心，应严格按医生的嘱咐及时服药和返诊。

【药物流产：流产失败病历一例】

赵某，女，35岁，平素月经规律，停经45天，伴恶心，食欲不振，乏力，嗜睡，尿妊免反应阳性，经妇科检查，化验检查及B超检查，诊为宫内孕43天，无药物流产禁忌证。在得知药物流产疗效、副作用及用药方法后，自愿选择药物流产方法中止妊娠，按医嘱在家空腹服米非司酮 150mg，分 4 次服用，共 2 日，第 3 日晨到医院，在医生的指导下空腹服米索前列醇 60mg，服药后 3 小时后感轻微腹痛，同时伴阴道出血，略少于平素月经量。观察 6 小时后未发现阴道排出妊娠囊，告之注意事项，给予抗生素口服预防感染，嘱其若出现大出血或腹部异常疼痛及时返诊，若无异常，8 天后返院复查，若发现阴道排出物，保存送交医生检查。返回后，阴道出血似月经量约 4 天，量减少 2 天，至 8 日回医院复查时阴道出血未止，回家观察期间未发现阴道排出物，尿妊娠免疫试验阳性，仍有恶心，食欲不振等症状，消毒下妇科检查及 B 超检查结果示阴道内有少量血，子宫较前增大，软，无压疼，B 超示宫腔内妊娠囊增大，孕约 49 天，提示“流产失败”，诊为“流产失败”，检查血常规，血象正常，行清宫术，刮出蜕膜样组织约 4g，妊娠囊 $2.3\times2.5cm^2$。术后给予抗生素抗感染，告知注意事项及复诊日期。

269. 药物流产对月经有哪些影响？

药物流产一般不影响月经的周期和血量，有部分人药物流产术后会出现下次月经提前或拖延，这是药物对内分泌的影响，几个月经周期后会恢复正常。

270. 药物流产后想再次妊娠应间隔多长时间?

药物流产后想再次妊娠应间隔半年时间，因为生殖系统的完全恢复及准备下次妊娠的身体条件需要一定的时间。

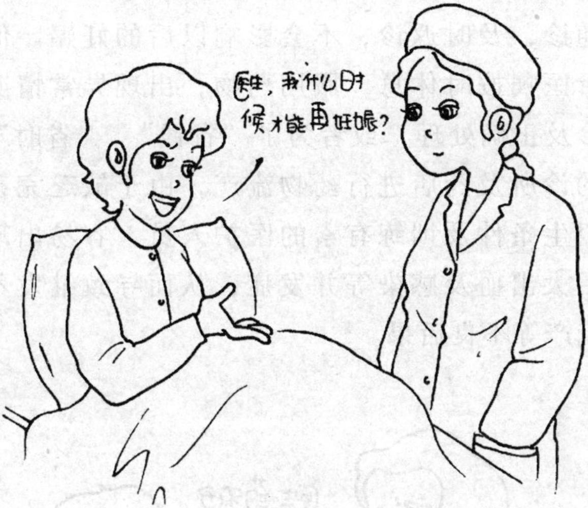

271. 药物流产会影响以后的妊娠吗?

药物流产对再次妊娠的影响应从两个方面来考虑，一是再次妊娠对孕妇有何影响，二是对新生儿有什么影响。有人用回顾性的方法收集了 200

例药物流产后再次妊娠的妇女，对这些妇女再次妊娠时孕期并发症的发病率（如怀孕早期先兆流产率、妊娠高血压综合征、前置胎盘、胎膜早破、过期妊娠等）及分娩时孕妇和新生儿的情况（产时出血、胎盘粘连、新生儿窒息率、新生儿体重）与无流产史的初孕妇女进行比较，两组之间无明显差异，新生儿均无畸形。所以药物流产后能够按照医嘱严格休息，服用药物，定期随诊，及时返诊，不会影响以后的妊娠。但是如果不听医嘱按时休息，服用药物，出现异常情况不及时返诊及正确处理，或者为了“省钱”、“省时”到不合法的诊所及药店进行药物流产，由于缺乏完善的检查及卫生条件及训练有素的医护人员，容易出现药物流产后大出血及感染等并发症，从而导致继发不孕或自然流产等不良后果。

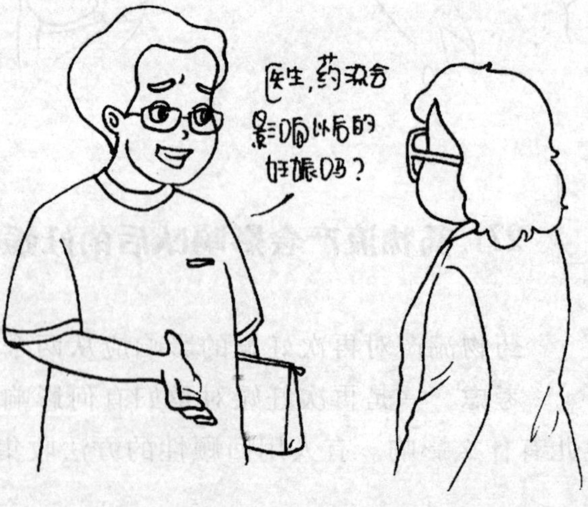

272. 发现怀孕后自己在药店购买药物按说明自己服用既方便又省钱，这样做可以吗？

这样做不但是禁止的，而且是有生命危险的。一般检测早期妊娠的最常用的方法是尿妊娠酶免试纸即早孕试纸，按照说明可以自行检测，若阳性则认为是妊娠，但可能是宫内孕，也可能是宫外孕。如果是在宫外孕的情况下就草率地采用药物流产，会发生宫外孕破裂、大出血休克，甚至死亡。即使是宫内妊娠，没有排除药物流产禁忌证（如阴道炎，感染等）的情况下，无医生指导盲目地采用药物流产，会出现继发感染、败血症等严重并发症。另外，在药物流产过程中，会出现大出血、流产不全、流产失败等，没有

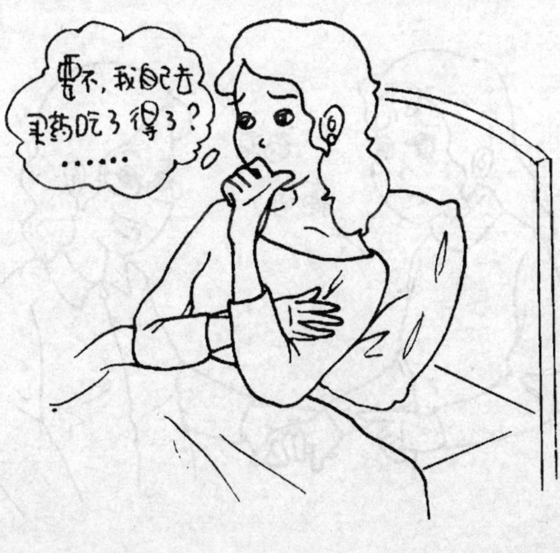

医生的指导处理不当，会延误病情，造成严重后果。所以发现妊娠后应该到医院做全面、必要的检查，确诊后在医生的指导下进行药物流产，这样可以减免严重并发症的发生。

273. 药物流产是不是没有痛苦？

药物流产也有痛苦，首先服用药物时会发生或加重原有的恶心症状，甚至呕吐，然后服药数小时后由于子宫收缩，会发生痉挛性疼痛，像痛经一样，有些人还会伴有腹泻，所以药物流产不是一点痛苦也没有的，但与手术流产相比，可以免除机械扩宫和机械刮宫的痛苦，特别对于初孕未产的女性，药物流产的痛苦较小，大多数人认为可以接受。

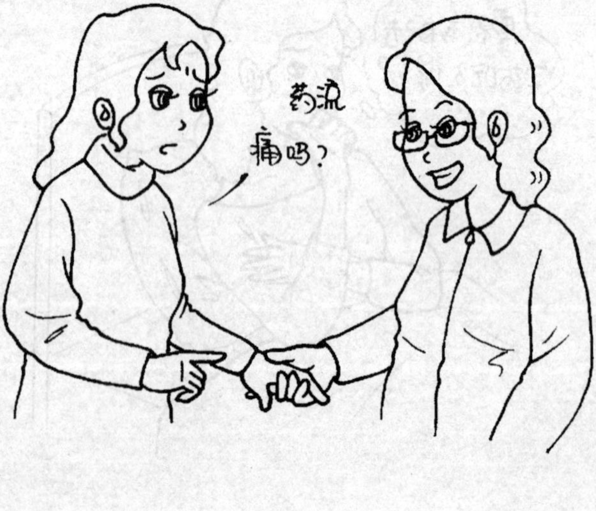

274. 药物流产对人体的损伤是不是比手术流产的损伤小？

单纯从流产的过程来讲，人流手术是通过电动吸引器产生负压吸引宫腔内的妊娠物，由于直接在宫腔内机械性操作，容易损伤子宫内膜，甚至子宫肌肉层，同时由于人流手术的器械直接接触子宫内膜，手术后子宫内膜创面易受细菌的侵袭，使子宫内膜炎的发病危险性增高。如果手术操作不当或多次接受人流手术容易损伤子宫内膜的基底层，影响以后妊娠胎盘的种植而导致不孕、流产、胎盘粘连、残留，甚至植入，易发生胎盘剥离困难而造成出血。另外手术流产过程需要机械性扩张宫颈，所以受术者会感觉比较痛苦。药物流产是通过服用药物使妊娠物的发育停滞，甚至坏

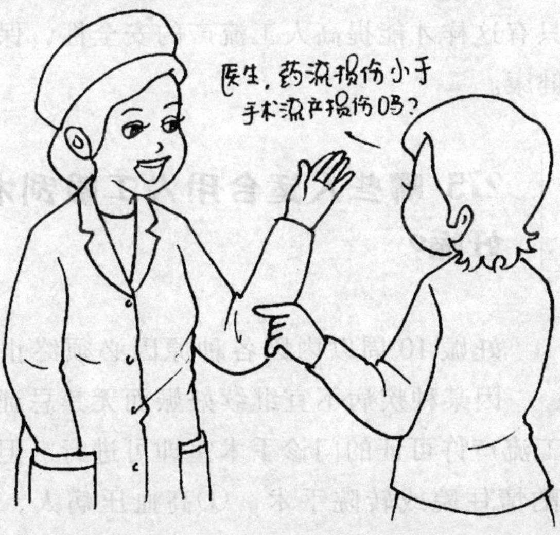

死，使宫颈软化扩张，然后发动子宫收缩，通过自身宫腔的压力把妊娠物排出到宫外而达到流产的目的，如果药物流产成功，则避免了宫腔内的机械操作，可以避免对子宫的直接损伤，同时减少了感染的机会，与人流手术相比，减轻了痛苦，降低了再次妊娠分娩并发症的发生。但是药物流产存在着药物吸收代谢的个体差异，影响绒毛及蜕膜剥离的速度，所以药物流产后出血一般比手术流产的时间长，平均 14~16 天，而且有可能出现药物流产不完全或药物流产失败，导致大出血等危急情况，最终必须接受手术刮宫。药物流产后因出血时间长及蜕膜残留也会导致子宫内膜炎，可能导致再次妊娠分娩因胎盘因素引起的并发症增加。所以在选择流产方式时应向医生提供详细和准确的病史，进行全面的检查及化验，根据自身的条件及自身的要求向医生咨询适合自己的流产方式，一旦出现异常情况，应及时返诊，及时治疗。只有这样才能提高人工流产的安全性，保证自身的生殖健康。

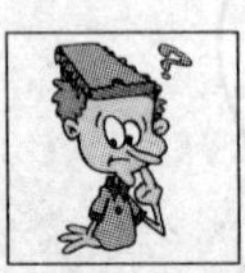

275. 哪些人适合用人工吸刮术中止妊娠？

妊娠 10 周以内因各种原因必须终止妊娠或因某种疾病不宜继续妊娠而无禁忌证者，在具有人工流产许可证的门诊手术室即可进行。但有下列情况应酌情住院或转院手术。①高血压病人，血压在

150/100mmHg 以上，血红蛋白在 8g 以下或合并心脏病的妊娠女性；②子宫肌瘤合并妊娠子宫体在 12 周以上或生殖道畸形合并妊娠的女性；③妊娠 10 周以上；④早孕反应严重，尿酮体阳性；⑤有子宫穿孔或阴道穹隆裂伤史的女性；⑥急性肝炎或浸润性肺结核转传染（结核）病院住院。

276. 哪些人不适合用人工吸刮术中止妊娠？

（1）各种急性病或慢性病的急性阶段，例如急性肝炎、急性肾炎或慢性肾炎的急性发作期。

（2）生殖道炎症，如阴道炎、重度宫颈糜烂、盆腔炎。

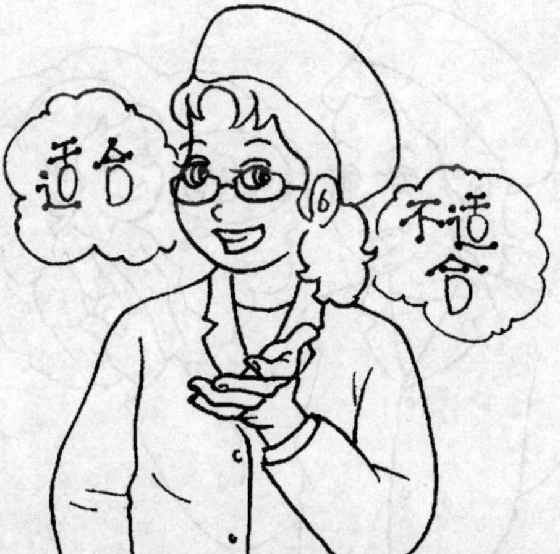

（3）全身情况不佳、不能耐受手术，如严重贫血、心力衰竭、高血压；经治疗平稳后可考虑住院手术。

（4）手术前 24 小时内两次体温在 37.5℃以上。

277. 哪些人做人流手术危险性大？

（1）受术者年龄大于、等于 50 岁或小于或等于 20 岁。

（2）半年内有中止妊娠或 1 年内有 2 次以上人工流产史。

（3）剖腹产术后 1 年内、哺乳期或长期服用甾体类避孕药及带节育器妊娠。

（4）生殖道畸形或合并盆腔肿物。

（5）子宫位置高度倾屈或宫颈暴露困难。

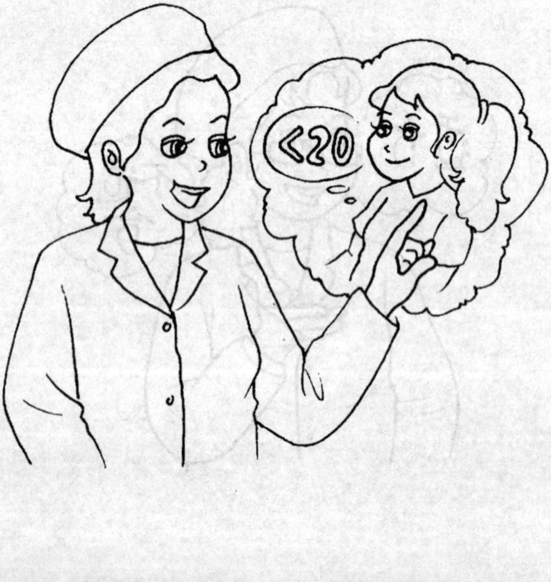

(6) 既往妊娠有胎盘粘连大出血史。

(7) 子宫穿孔史或阴道宫颈穿破史。

(8) 脊柱、下肢、骨盆病变截石位困难。

(9) 并发内科严重器质性疾病或出血性疾病。

(10) 宫内节育器嵌顿、断裂、变形、异位或绝经1年以上者。

278. 人流手术前需做哪些检查及准备?

首先你得确诊是否妊娠，若平时月经规律，突然停经，也许还伴有恶心、呕吐、疲倦、食欲不振等症状，应到医院就诊。先做尿妊娠免疫试验(可以检测5周左右的妊娠)，如果你自备有尿妊娠免疫试纸，并正确掌握判断的方法，可以自己检测，若阳性，说明你已妊娠，但不排除宫外孕，所以你应到医院进一步检查。

(1) 详细叙述你的停经史、伴随症状、婚育史、避孕史、手术史（特别注意人流史、剖宫产史、哺乳史），然后配合医生做体格检查、妇科检查，医生通过检查判断子宫是否增大，大小是否与停经天数相符，有无心肺功能异常，进行初步筛查。

(2) 进一步化验检查：血常规，尿常规，血型，澳抗，阴道清洁度，滴虫，霉菌，必要时检查肝功，血小板及血绒毛膜促性腺激素（HCG）检查，若检查结果异常不符合手术前的要求，则需治疗后复查，术前3日禁性生活，达到要求后才可以进行手术，这是认真负责的诊疗原则，可以减少流产后出血、感染等并发症的发病率，对你的健康有着积极的意义。

(3) 最后进行B超检查：进一步排除宫外孕，确定妊娠的天数与胎囊的大小，为施术医生提供核对绒毛的依据，保证手术质量。

(4) 医生会根据检查结果及你的病史作出明确诊断，向你说明手术流产前的注意事项，准备工作及可能的发生的情况，

(5) 若受术者属于高危手术流产者，必须家属或受术者了解情况、同意手术并签字。

(6) 精神紧张或有高血压、心脏病者可酌情给予镇静、降压、止痛药物。

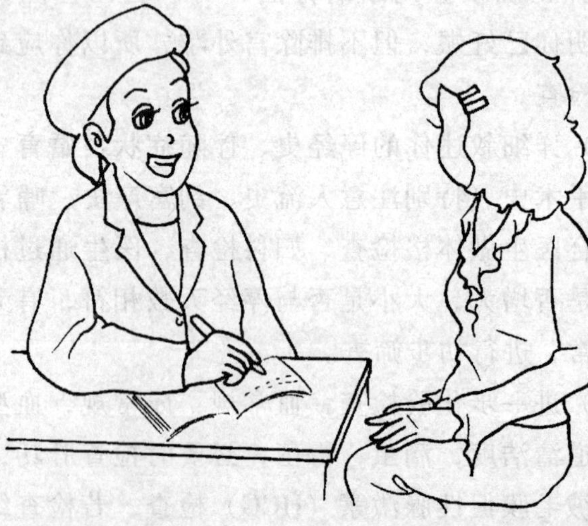

279. 人流手术后应注意些什么？

（1）术后应在观察室休息半小时，若属于高危手术流产者应休息两个小时，观察术后的子宫收缩、阴道出血及腹痛情况，发现异常及时处理，无异常可离院。

（2）按医嘱定时服药，休息，防术后感染，促进子宫恢复，定期复查。

（3）若阴道出血量超过平时月经量或出血时间超过2周，及时返诊，减少或防止并发症的出现。

（4）阴道出血禁止盆浴，一个月禁性生活。

（5）宣教并落实节育措施。

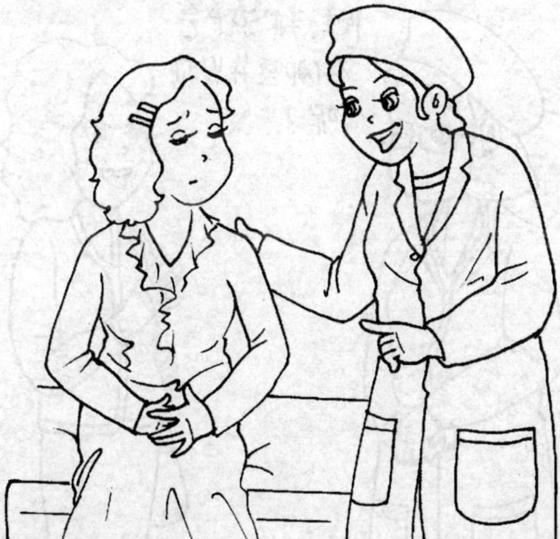

280. 手术流产会有哪些并发症？（病历3例）

手术流产后可能会发生下列并发症：

（1）出血：人工流产术中出血量超过200ml。一般由于妊娠月份较大，妊娠物不能全部、迅速地吸出，血窦开放，子宫收缩不良而引起，或凝血机能不良、异常，软产道损伤而引起。术前严格检查，术中操作熟练，严格手术规则，适时使用催产素，能减少或防止出血发生。

（2）子宫穿孔：是手术流产常见的并发症。术者技术不熟练，哺乳期妊娠子宫，长期服用甾体类避孕药后妊娠子宫，近期剖宫产手术史，瘢痕子宫愈合不良，

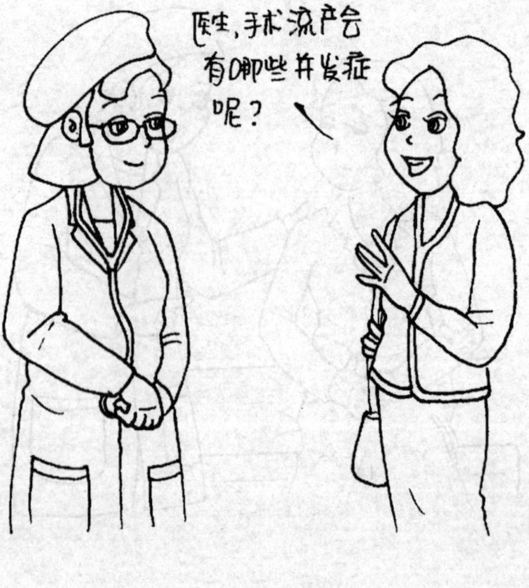

子宫畸形，多次人流史，近期人流史等，是子宫穿孔的高危因素。术前应向医生详细叙述病史，使医生了解受术者的情况，以便术中更加准确、轻柔。若出现穿孔，穿孔较小，应酌情给予宫缩剂、抗生素，严密观察；穿孔较大，怀疑有内出血或脏器损伤，立即行剖腹探查术。

(3) 感染：一般表现为术后48小时阴道血性分泌物或脓性分泌物伴有臭味，下腹疼痛或腰痛，严重时高烧。术前控制生殖道感染，术中严格无菌操作，术后交代受术者注意个人卫生，禁性生活，注意休息，定期服用抗生素，是预防感染的关键。若出现感染症状，应给予抗生素抗感染。

(4) 人工流产综合征：人工流产中，孕妇突然出现脸色苍白、出冷汗、恶心呕吐、胸闷、头晕、烦躁不安、脉搏减缓、血压下降、心率减缓、甚至昏厥、抽搐、休克，称为人工流产综合征或心脑综合征。这是由于手术操作引起的疼痛或牵拉刺激迷走神经过度兴奋所致，也可由于受术者过度紧张，手术操作过猛烈所致。术前应加强宣教，缓解受术者紧张情绪，必要时给予局麻镇痛，手术操作轻柔可避免上述症状的发生。若出现上述症状给予吸氧，肌注或静注阿托品，可以缓解症状。

(5) 空吸或漏吸：空吸发生于误诊宫内孕而行吸宫术，应特别注意宫外孕的可能，术前B超确诊宫内孕是防止空吸重要的检查。漏吸是宫内妊娠行人工流产术时未吸刮出胚胎组织，导致继续妊娠或胚胎停止发育，孕周太小的早早孕，子宫过度屈曲或子宫畸形时易发生漏吸，吸出物送病理检查并和B超结果核对复查可以减少或防止漏吸。若出现漏吸，则应再次手术流产。

(6) 人流不全：指人流吸刮术后有部分妊娠产物残留宫腔内。常出现术后阴道持续出血超过10天以上，出血量时多时少，有时出现大出血，易继发感染，应及时返诊，在抗生素控制感染的条件下及时刮宫，清除残留物，使子宫恢复正常，阴道出血停止。

(7) 宫颈裂伤：发生于初次妊娠或未经阴道分娩的孕妇，宫颈口较紧，或宫颈发育不良，扩宫时易发生宫颈裂伤，手术时依次递增，充分扩宫，操作轻柔是防止上述并发症的关键。术中及时发现，及时缝合止血。

(8) 宫颈或宫腔粘连：人流手术后出现月经量减少，腹痛，闭经等，短期频繁手术流产，过度刮宫，手术中负压过高，术后宫颈管炎、子宫内膜炎等易发生粘连，采取避孕措施，避免多次流产，术后应用抗生素预防感染，严格手术操作可以减少或防止粘连的发生。若出现上述情况应及时就诊，对症处理。

(9) 宫腔积血：常发生于手术当天，阴道无出血或出血量极少，继而出现急性腹痛，由于子宫过度屈曲，积血不能排出所致。术后应按医嘱注意睡觉的姿势，出现上述情况后应及时就诊扩宫，使积血排出。

(10) 羊水栓塞：较为少见，详见钳刮术及中期引产术。

【人工流产综合征病历一例】

李某，女，29 岁，平素月经较规律，因停经 50 天，伴恶心，呕吐，到医院就诊，尿妊娠免疫试验阳性，经妇科检查和 B 超检查，确诊为宫内妊娠 51 天，无手术禁忌证，要求手术流产终止妊娠。人流吸宫术中突然出现头晕、胸闷、面色苍白、血压 80/60mmHg，脉搏 57 次/分，立即暂时停止手术，询问得知受术者对人流手术较为恐惧，精神高度紧张所致，马上安慰，缓解紧张情绪，给予吸氧，肌注阿托品 0.5mg，头晕、胸闷逐渐缓解，血压 95/60mmHg，脉搏 76 次/分，受术者同意并配合医生继续完成手术，术后观察 30 分钟，无异常，告知注意事项，给予抗生素防感染，宣教避孕方法后离院。

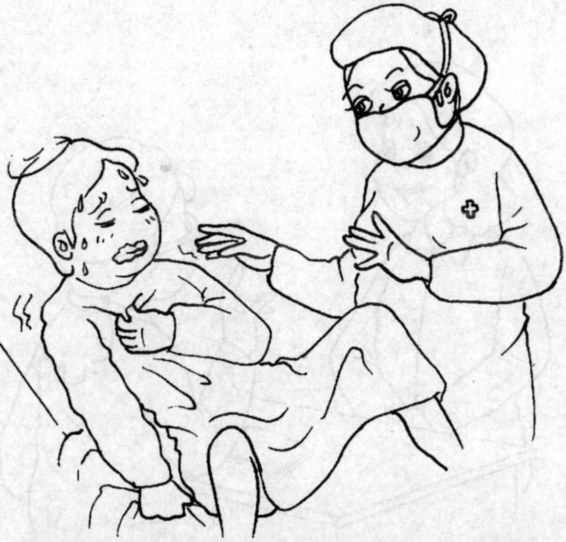

【人流不全病历一例】

张某，女，35 岁，因停经 39 天，自测尿妊娠免疫试验呈阳性，到医院就诊，经妇科检查和 B 超确诊为宫内孕 38 天，妊娠囊约 $13mm^2$，术前检查无手术禁忌证，就做了人流吸宫术终止妊娠，手术中吸出妊娠组织约 4g，碎绒毛约 $1.0cm^2$，术后告诉注意事项并给予抗生素防感染，定期随访，不适随诊。一星期后因阴道出血不止，量少于平常月经量，小腹坠胀不适到医院复诊，查尿妊娠免疫试验呈阳性，B 超结果：内膜厚约 10mm，回声不匀，宫腔内少量残留。确诊为人流不全，查血常规无异常，体温正常的情况下行刮宫术，术中刮出陈旧组织约 2g，送病理检查发现少量绒毛组织，确诊为人流不全，术后给予抗生素防感染。所以手术流产后一定要在医生规定的时间复诊，不然会发生出血或感染等并发

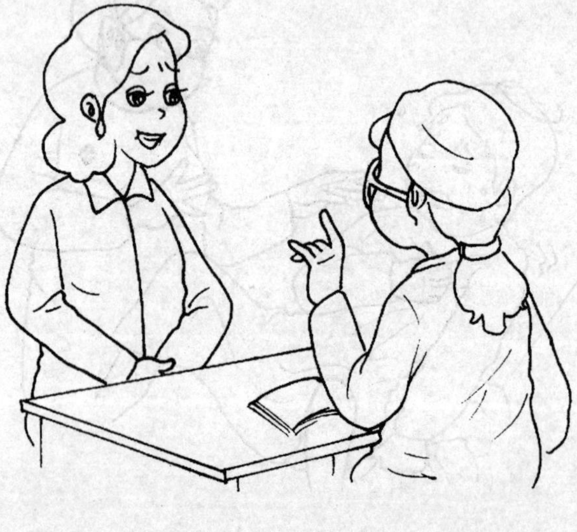

症，如果不及时处理会造成继发不育，严重者可以导致严重感染甚至死亡。

【人流手术后宫腔粘连病历一例】

刘某，女，28岁，平常月经规律，停经40天后自测尿绒毛膜促性腺激素为阳性，到医院进一步检查后确诊为宫内孕36天，妊娠囊约$1.2\times1.0cm^2$，无手术禁忌证，行人流吸宫术中止妊娠，手术中吸出妊娠组织约5g，绒毛约$0.8cm^2$，与术前诊断大小不相符，再行负压吸引吸出组织约1g，碎绒毛少许，术后出血不多，给予抗生素抗感染并告知注意事项。受术者返回后阴道出血极少，三天后血止，并伴有不规则腹痛，但未复诊。手术后一个月，月经来潮，但经量与平常相比显著减少，伴有轻微下腹不适，此后连续两个月症状持续无好转，

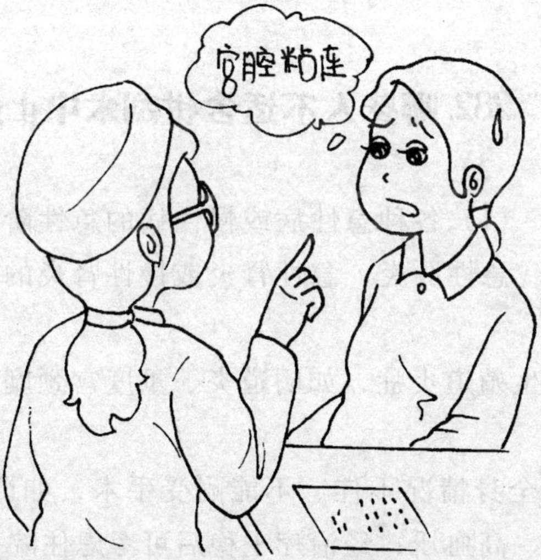

到医院就诊，通过子宫输卵管造影术检查显示子宫腔显影不规则，部分充盈缺损，提示宫腔少量粘连，结合病人的病史与症状确诊人流术后宫腔部分粘连，探针分离粘连后，放置宫内金属圆环，并给予人工周期治疗三个月后，月经逐渐正常，腹痛消失，6个月后复查宫腔粘连治愈。

281. 哪些人适合钳刮术中止妊娠?

（1）凡妊娠10~13周内，孕妇因全身性疾病或因胎儿先天性畸形，异常性疾病等原因不宜继续妊娠者。

（2）不宜药物流产或其他方法流产失败者。

282. 哪些人不适合钳刮术中止妊娠?

（1）各种急性病或慢性病的急性阶段，例如急性肝炎、急性肾炎或慢性肾炎的急性发作期。

（2）生殖道炎症，如阴道炎、重度宫颈糜烂、盆腔炎。

（3）全身情况不佳、不能耐受手术，如严重贫血、心力衰竭、高血压；经治疗平稳后可考虑住院手术。

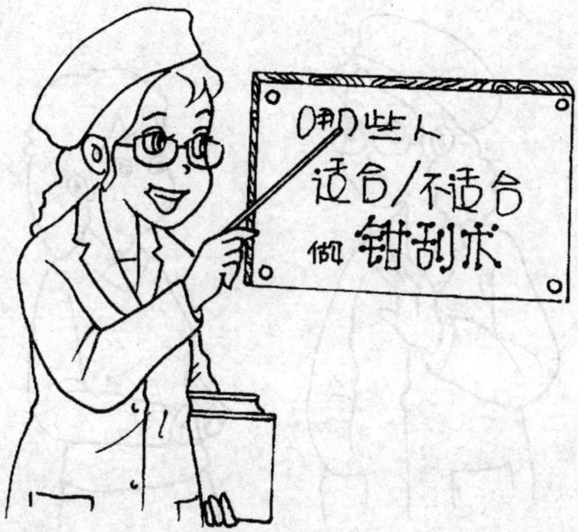

（4）手术前 24 小时内两次体温在 37.5℃以上。

（5）妊娠 14 周以上，不宜采用钳刮术，应采用中期引产术。

283. 钳刮手术后有哪些注意事项？

（1）术后应在观察室休息半小时，若属于高危手术流产者应休息 2 小时，观察术后的子宫收缩，阴道出血及腹痛情况，发现异常及时处理，无异常可离院；按医嘱定时服药、休息，防术后感染，促进子宫恢复，定期复查。

（2）若阴道出血量超过平时月经量或出血时间超过 2 周，及时返诊，减少或防止并发症的出现。

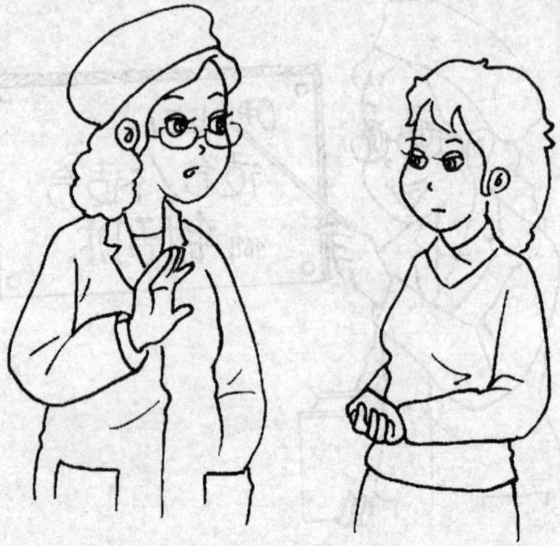

（3）阴道出血未禁止盆浴，一个月禁性生活。

（4）宣教并落实节育措施。

284. 钳刮手术后有哪些并发症？应怎样处理？

常见并发症处理同人流吸刮术，较人流吸刮术更易发生羊水栓塞，由于羊水中的有形物质，如胎脂，毫毛，胎粪，上皮等，作为栓子突然大量进入母体血液循环中引起的肺栓塞、休克、凝血机能障碍、急性心肾功能衰竭等一系列危急的症状。一旦出现症状，及早诊断，给予抗休克、抗过敏、解痉、抗凝的综合治疗。

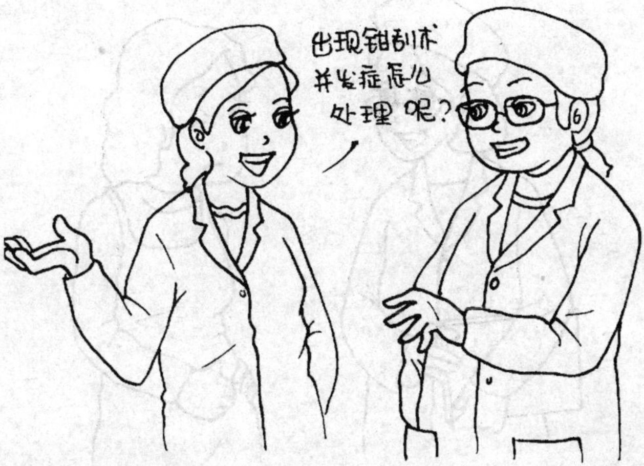

285. 哪些人适合中孕引产术?

中期引产术必须在有一定的技术条件和急救设备的医院内进行。

（1）妊娠 14~27 周，要求中止妊娠，无禁忌证者。

（2）因高血压、心脏病、肝肾功能异常或血液病等不宜继续妊娠者。

（3）因某种遗传病或胎儿畸形不能继续妊娠者。

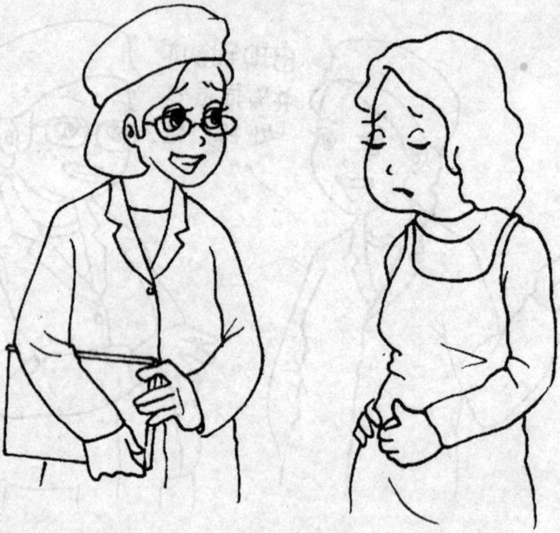

286. 中孕引产术有哪几种方法?

中孕引产术有 4 种方法，分别是羊膜腔内注药法、水囊引产法、羊膜腔外宫腔内给药法和剖宫取胎术，常用的是羊膜腔内注药法和水囊引产法。

（1）羊膜腔内注药法：是最常用的中孕引产方法，原理是将利凡诺 100mg 或其他药物（芫花粉剂、天花粉剂和前列腺素）注入羊膜腔内，通过羊膜吸收，刺激子宫收缩，使胎盘及胎膜坏死，前列腺素分泌增加，促进子宫收缩排出妊娠物而达到引产的目的。成功率达到 98%，副作用小，感染率低，尤适合因生殖道炎症、阴道出血不宜经阴道操作引产的妊娠女性。受术者需要住院观察，处理和足月分娩相同。其中，药物流产一定要做过敏试验。

（2）水囊引产：将水囊放在子宫壁和胎膜之间，依靠机械性刺激作用和促使内源性前列腺素水平的升高诱发、引起子宫收缩导致流产，成功率在90%左右。适用于使用引产药物禁忌的妊娠女性。水囊引产需要制备专用的水囊，严格无菌操作，术后密切观察，防止感染，分娩处理和足月分娩相同。

（3）羊膜腔外宫腔内给药法：使用的药物与羊膜腔内注药相同，操作方法类似水囊引产，塑料管代替水囊，药物代替生理盐水。具有羊膜腔内注药的优点，且不受妊娠时间长短的限制，并能反复多次给药，但有感染的危险，成功率较低，所以临床较少应用。

（4）剖宫取胎术：不适用上述引产方法或上述方法失败时或急需短时间内终止妊娠时才用剖宫取胎术，由于药物引产术简便，安全，成功率高，剖宫取胎术较少应用。

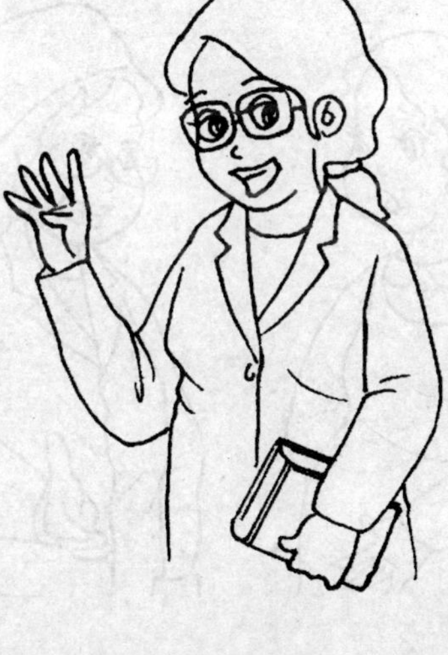

287. 哪些人不适合中孕引产术？

(1) 活动性肝、肾、肺疾病及肝肾功能不全的妊娠女性不宜接受引产术，否则会加重原有疾病。

(2) 各种疾病的急性期，孕妇的身体状况不能耐受手术，应治疗缓解后再接受手术。

(3) 血液系统疾病，否则会出现术中出血不止，危及生命。

(4) 子宫瘢痕，发育不良，宫颈发育不良或陈旧性裂伤者不宜引产术，否则易出现子宫破裂或宫颈裂伤。

(5) 术前 24 小时内两次体温在 37.5℃上，急性生殖道感染或穿刺部位皮肤感染者不宜引产术，否则易出现继发感染。

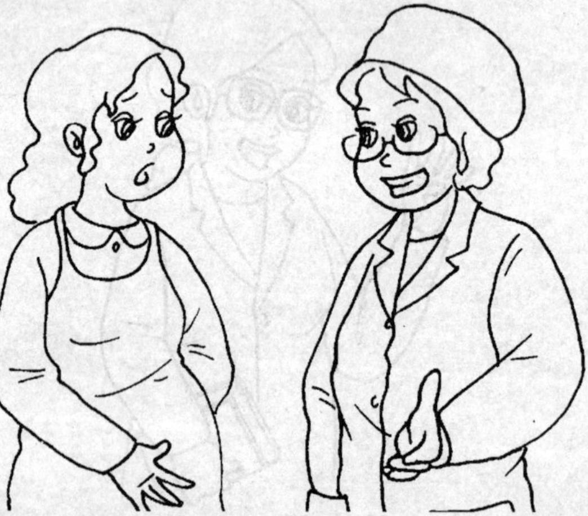

(6) 利凡诺过敏试验阳性，不宜利凡诺药物引产。

(7) 妊娠期反复阴道出血或引产前有阴道出血者，不宜水囊引产。

(8) 生殖道感染，如阴道炎、重度宫颈糜烂、盆腔炎等，应治疗好转后再行引产术。

288. 中孕引产手术前应做哪些准备?

(1) 首先详细向医生叙述病史，确定妊娠天数，伴随症状及孕产史。

(2) 配合医生进行妇科检查及全身检查，了解有无盆腔肿块、产道畸形、产道瘢痕等手术禁忌。

(3) 检查血常规、血型、出凝血时间、尿常规、乙肝表面抗原、阴道清洁度、滴虫、霉菌、衣原体，必要

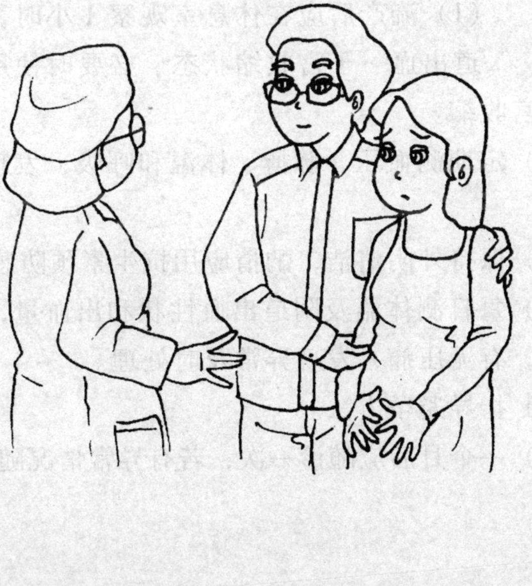

时检查心电图，胸透等。

（4）手术前清洁腹部皮肤，每日冲洗阴道和使用抗生素3日防感染。

（5）手术当日测体温，必须在37℃以下。

（6）手术前B超检查定位胎盘及胎儿，了解胎儿大小。

（7）以往院外经腹注药史应向医生详细叙述。

（8）受术者家属或监护人应耐心听取主管医生介绍病情，了解引产过程及可能出现的并发症。

（9）配合医生签订手术同意书，安抚受术者并做好术前准备。

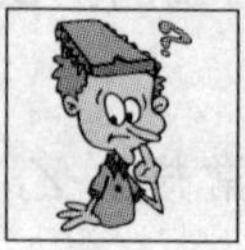

289.中孕引产手术后应注意什么？

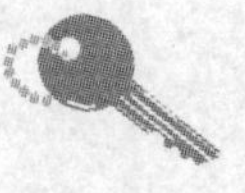

（1）流产后应在休息室观察1小时，注意阴道出血、子宫收缩状态、必要时使用宫缩剂促进子宫收缩。

（2）定期测血压、脉搏、体温和呼吸，发现异常及时处理。

（3）保持外阴清洁，酌情应用抗生素预防感染。

（4）每日测体温及阴道出血性状和出血量，子宫复旧情况，有无压痛，发现异常及时处理。

（6）指导避孕方法。

（7）一个月后应随诊一次，若有异常情况随时就诊。

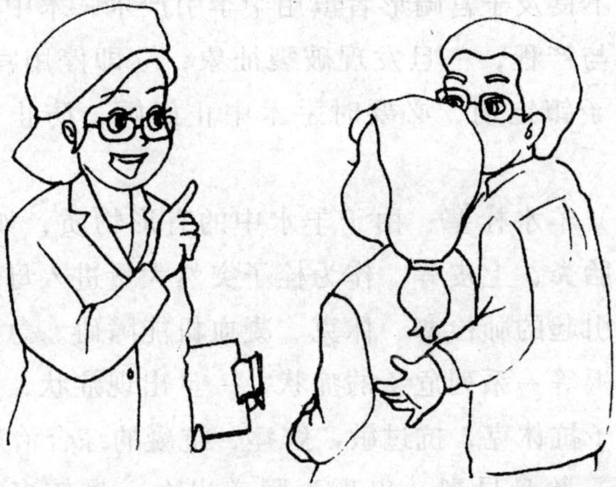

290. 中孕引产术手术后有哪些并发症？应怎样处理？

（1）感染：中期引产后，细菌感染可引起生殖器官炎症，常见为子宫内膜炎、附件炎、盆腔炎，严重者可以发展为腹膜炎、败血症，甚至中毒性休克。表现为阴道出血或脓性分泌物，伴臭味，发热，下腹部疼痛，腰痛，甚至出现休克。预防措施有严格手术适应证，有生殖道炎症者禁忌手术，治愈后才可手术，手术严格无菌操作，术后注意外阴卫生，禁性生活。若出现感染征象，立即使用抗生素。

（2）子宫破裂：是中期引产中少见而严重的并发症。表现为产妇烦躁不安，脉搏加快，宫缩过强，腹疼加剧，甚至撕裂样疼痛。预防措施为有剖宫产史者、子宫发育不良及子宫畸形者慎用中孕引产术，术中严密观察宫缩与产程，一旦发现破裂征象，立即停用宫缩剂，适当给予镇定剂，必要时手术中止妊娠，防止子宫破裂。

(3) 羊水栓塞：由于羊水中的有形物质，如胎脂，毫毛，胎粪，上皮等，作为栓子突然大量进入母体血液循环中引起的肺栓塞、休克、凝血机能障碍、急性心肾功能衰竭等一系列危急的症状。一旦出现症状，及早诊断，给予抗休克，抗过敏，解痉，抗凝的综合治疗。

(4) 胎盘早剥：出现为阴道出血，量较多，伴腹痛，严重时可致休克。术前应用B超胎盘定位，严格手术操作，适时使用催产素可以预防胎盘早剥的发生。

(5) 出血：中期引产术中出血超过300ml，即为中孕流产出血，术前向医生详述病史，若术前发现有凝血

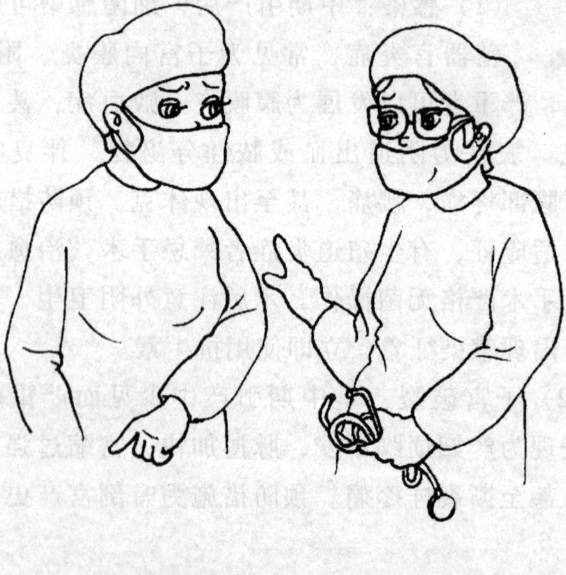

障碍者，应术前或术中使用止血药，必要时输鲜血改善凝血功能；医生发现出血会适时使用宫缩剂改善宫缩，及时清除宫腔妊娠残留物，缝合软产道裂伤等及时制止出血。

(6) 胎盘或胎膜残留：指中孕引产中胎儿排出半小时后，胎盘或（和）胎膜全部或部分残留在宫腔内。表现为产后胎盘或胎膜不完整，胎盘娩出后子宫收缩不佳或阴道活跃出血，无损伤性出血，宫缩剂效果不佳，一旦发现医生会及时清除宫腔内残留物，适当使用宫缩剂和抗生素。多次人流手术、宫腔内操作或炎症易在引产时发生胎盘或胎膜残留，所以要采取有效必要措施减少人流手术。

(7) 软产道裂伤：常表现为产后有活动性出血，手术医生应常规检查，发现后及时缝合止血。初孕未产或有陈旧性软产道裂伤者应详细叙述病史，以便医生术中严密观察，及时处理。